1年で**14**キロ痩せた
医師が教える

医学的に内臓脂肪
を落とす方法

内脏脂肪
退散

［日］水野雅登 著
郭勇 译

U0247164

CTS ![] 湖南科学技术出版社 🔵 博集天卷 CS-BOOKY

"防止内脏脂肪增加"和"燃烧内脏脂肪"双管齐下!

2020 年，世界上发生了一件大事。

新型冠状病毒肺炎（COVID-19）在全世界暴发性大流行。

为了对抗病毒，减少传染，各国政府都推出了封城、居家隔离等抗疫措施。长时间的居家隔离使人们运动量骤减，还有不少人用暴饮暴食来消解隔离造成的心理压力……结果，体重暴增也成了一种"流行现象"。

日本人还给这种现象取了有趣的名字 ——"新冠胖""隔离肥"。

解除隔离后，很多人的体检数据**出现了体重暴增、腰围增加、胆固醇升高、尿酸值升高等各种健康指标不正常的状况。**

可是另一方面，原本就比较瘦的人，在疫情期间反而容易出现食欲减退的情况。结果，又出现了"新冠瘦"的新名词。

也就是说，在新冠肺炎疫情期间，胖人变得更胖，瘦人变得更瘦。

在体检中被明确诊断为超重的朋友，嘴上说着："我要重新开始运动健身。"可他们真的能瘦下来吗？

通常，我们认为"以前的运动量"+"以前的饮食"="以前的体重"。实际上，"新冠胖"想通过恢复"以前的运动量"让体重也恢复到以前的水平，是不能实现的。所以，很多人带着一身肥肉，再也回不到之前的体重水平了。

那些变胖的朋友，他们的体质已经发生变化，仅靠"以前的运动量"根本无法恢复到"以前的体重"。

我的自述……

别看我前面给大家讲了一些关于肥胖的话题，好像我就是减肥保健的专家，但实际上我也有一段难以启齿的"黑历史"。

现在，我编写保健书跟大家分享健康养生的方法，也会参加各种媒体的节目，把健康的理念带给大家。但您想象不到，6年前的我还是一个"2度肥胖"并患有脂肪肝的胖子。我接诊的时候，每每对患者说："您要控制体重哟。"结果常会被患者回一句："医生您也一样哟。"

那时的我不仅有脂肪肝，还患有反流性食管炎、睡眠呼吸暂停综合征。为了抑制反流性食管炎，我每天要吃强力药剂防治胃酸反流。睡眠呼吸暂停综合征严重时甚至能把我从睡梦中憋醒，周围的亲人都很担心我睡着时会发生危险。

当然，在我体重逐渐增长的过程中，我也意识到自己应该适当地控制体重了。而且，作为一名医生，在我眼中的"适当地控制"，应该比一般人要求更高。

当时社会上流行的减肥王道是"限制热量摄入"，我也尝试过用这种方法来减肥。但结果事与愿违，我的体重不降反升。讽刺的是，每天指导患者控制体重的人，自己的身体是这样狼狈不堪。

这样的我，居然，在后来成功实现：

一年减重 14 kg，
脂肪肝也得到了有效改善。

减肥前，我连出门都嫌麻烦，可是减肥后我变得积极多了，不断地出席电视台、电台的健康节目，还写书、编书，分享保健方法。我不仅在东京都内非常活跃，还会远赴神户、金泽、京都等地举办保健演讲会。用"精力旺盛"四个字来形容现在的我一点都不为过。现在，我的反流性食管炎已经不需要借助药物控制，睡眠中也不会出现呼吸中断的现象。当绿灯亮起，我快步跑过斑马线的时候，连大气都不会喘。

接下来我要给大家介绍的是"内脏脂肪消减法"，让我自己体内的内脏脂肪迅速减少、消失。这并不是传统的限制热量摄入的方法。

本书就是通过我自身的例子，教大家消减内脏脂肪的科学方法。

造成内脏脂肪不断增加的最大原因是什么？

我们身体上的脂肪不断增加，而且用各种手段都减不掉，最大的原因是什么呢？当然，运动不足、遗传因素等都对脂肪的增加有所影响，但它们都不是最大的原因。

造成内脏脂肪不断增加的最大原因来自"饮食"。

每一天，我们都要喝水吃饭，但我们摄入的一些食物和饮料，就会造成脂肪堆积、体重增加。文章开篇，我就表达了对胖人人数增加的担忧，而背后的原因竟然来自我们每天的饮食。

现在，胖人人数比以前的大有增加。也就是说，**用以前瘦人防止变胖的方法，拿到现在来帮胖人减肥，是行不通的。这是一个残酷的现实。**

那么，每天怎么喝水、吃饭，才能减少体内的脂肪呢？再进一步说，怎样才能平衡地摄取营养，怎样才是对身体有益的饮食习惯呢？

本书直面肥胖者增多的现实，不仅教您如何减掉脂肪，还会为您讲清背后的原理。

让内脏脂肪增加和 让内脏脂肪不断燃烧的身体反应

为什么我要讲让内脏脂肪增加和燃烧的身体反应呢？因为"减少饭量""不吃……""只吃……"并不能减少或消除内脏脂肪。想必很多朋友已经体会到这一点了。

大家的身体里之所以会堆积很多内脏脂肪，是因为在不知不觉中身体发生了"让内脏脂肪增加的身体反应"。

而且，之所以难以减掉内脏脂肪，是因为身体中"让内脏脂肪不断燃烧的身体反应"迟迟没有发生。

首先，我们要理解这两种身体反应是什么样的反应，它们分别在什么情况下发生。然后在此基础之上，了解如何防止内脏脂肪进一步增加，以及如何燃烧掉内脏脂肪。

本书为大家介绍的饮食方法，不仅可以减掉内脏脂肪，而且可以给身体带来很多益处。或者应该说，减掉内脏脂肪只是这些饮食方法的一个附带结果。我们的真正目标是"提高自身的健康状态",而减掉内脏脂肪只是这个过程中的一个小目标。

践行本书介绍的方法,您不仅能够减掉内脏脂肪,还能有效改善血糖高、血压高等指标。

按照旧有的治疗方法,高血压、糖尿病,一旦确诊,患者就要终身服药,以控制病情。尤其是糖尿病,患者不能停药,有的患者恐怕还要终身注射胰岛素,而且胰岛素的注射量和注射次数会不断增加。

但是,**实践了本书介绍的方法后,我有好几名糖尿病患者已经摆脱对药物的依赖,不用再注射胰岛素了。**也有的患者朋友不用再频繁地去医院了,每年去一次保健诊所就够了。按旧有的治疗方法来看,这样的效果简直是不可想象的。

关于治疗糖尿病的详细方法,大家可以参阅本人的拙作《不靠药物降血糖的方法》(成就出版社)。

当然,在我指导患者改善生活习惯的过程中,他们的内脏脂肪也减少了。内脏脂肪的减少,是人体健康状态提升的一个自然结果。

听我讲到这里,可能有朋友会对过去的医生、旧有的治疗方法、以往的"健康饮食指导方法"感到愤怒。他们也许会抱怨说:"我一直都是按照医生推荐的饮食方法、治疗方法来做的,原来都没用!"

但是大家要理解,任何一个医生也不可能一年 365 天、一天 24 小时陪在您身边指导您的生活、治疗,他们能做的只是为您的健康提供有限的帮助。让自己保持健康的"主人公"只能是您自己。正因如此,我们每个人自己应该具备改变不健康状况的能力。什么事都依赖别人,是无法改变自己的现状的。

当今社会，网络和社交媒体非常发达，其中云集了各种保健信息，实践其中的方法我们可以做到"自己守护自己的健康"。

但是，网上的信息可谓"鱼龙混杂"，甚至可以说绝大多数的信息都是无用的"鱼"，而且有些信息还是有害的。

因此，我想为大家提供真正的"龙"。我把自己从医这些年来和患者一起实践出来的有效方法，通过这本书介绍给大家。

现在，是您当主人公，为自己找回健康的时候了。希望您把这本书当作路标，现在就出发吧！

本书通过以下两种方法帮您消减内脏脂肪

内脏脂肪的燃烧
START

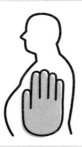

内脏脂肪的增加
STOP

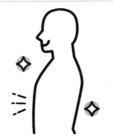

变苗条!

目录 CONTENTS

第 1 章

让我们增长内脏脂肪的真凶

——让内脏脂肪增加的"身体反应"是什么？

第 章

鲜为人知的三种脂肪

——脂肪种类不同，产生原理和消除方法也不同！

第　3　章

防止内脏脂肪增加的方法

——消除"让内脏脂肪增加的身体反应"

第 章

为什么会形成"无法燃烧内脏脂肪的体质"？

——哪些营养素可以让燃脂循环运转起来？

内脏脂肪无法燃烧的人，全是"营养不良"的患者　084

脂肪燃烧不正常 1：蛋白质不足　085

第 5 章

增加内脏脂肪的错误饮食习惯

——所谓"理所当然""营养均衡"，其实非常危险?!

第  章

被卡路里束缚，怎么可能瘦得下来？

——抛弃过时的卡路里指标，改用"PFC 量"

第  章

无法减少内脏脂肪的运动和能够减少内脏脂肪的运动

——有些运动做得越多，越容易让我们变成"增长脂肪的体质"

第 章

减少、消除内脏脂肪的"蛋白质、脂肪性食物"

——吃饱吃好还能成功减重 14 kg 的最强饮食

第 章

消除内脏脂肪的思维方式

——思维方式改变了，行为也会随之改变

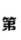 **正确的"思维方式"是成功的基础** 208

第 10 章

不增加内脏脂肪，同时对抗新冠病毒的策略

——一边提高免疫力，一边减少内脏脂肪！

第 **1** 章

让我们增长内脏脂肪的真凶

——让内脏脂肪增加的"身体反应"是什么?

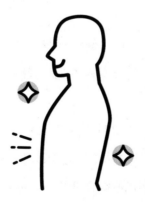

肥胖已经成为整个日本的问题，
也是世界各国的问题

　　关于肥胖，现在在日本国内是个什么状况呢？首先我给大家介绍一组数据。

　　日本厚生劳动省《2017年国民健康·营养调查报告〈结果的概要〉》显示，2017年，20岁以上的日本人中肥胖者的比例是男性30.7%、女性21.9%。

　　最近，20~30岁的年轻中高度肥胖者［BMI（身体质量指数，单位 kg/m^2）值在30及以上］不断增加，这个现象也引起了专家的重视。就连在孩子中，肥胖儿童和代谢综合征的患者也有增加的倾向。

　　不仅在日本，世界其他国家大多也受到同样问题的困扰。BBC（英国广播公司）报道，全世界未成年肥胖者的人数已经超过1.24亿人。

（参考：BBC 新闻网站 https://www.bbc.com/japanese/41577945）

与身体脂肪比率相关的糖尿病等疾病，在日本不单单是个人问题，而且已经发展成了严重的社会问题。据日本透析医学会的调查，2016年日本"糖尿病高风险"人数推测已经超过 1000 万人。而因糖尿病发展到肾功能不全，需要人工透析的患者，已经超过 10 万人。

糖尿病是导致人工透析的第一大疾病，是导致失明的重要疾病。医学家研究发现，糖尿病和阿尔茨海默病、癌症也有很大的关联。

这些事实，不仅在您的身边，不仅在全日本，在世界各国都普遍存在。

 为什么肥胖会成为一个大问题？

我想，很多朋友都很在意自己的体形，也都有自己的方法不让身上长太多脂肪。关于饮食，我想大家除了偶尔的放纵——尽兴地大吃大喝，大部分时间里的一日三餐都是普通饮食。可是，尽管大家很在意，尽管饮食也没什么特殊的，为什么身上的脂肪却一再增长呢？

"这么说起来的话，我似乎运动得太少了。也许是这个原因造成发胖的吧。"

估计有不少朋友关于发胖的原因会往运动不足方面想。运动不足确实是导致发胖、脂肪增加的原因之一，但并不是最主要的原因。

"我的家族中都是胖子，我身上有胖子的遗传基因，长胖也是没有办法的事情啊！"

肯定也有从遗传因素找原因的朋友，确实，遗传因素也是导致肥胖的原因之一。

近年来，关于"肥胖基因"的研究也取得了一定的突破。

所谓肥胖基因，是与人体能量代谢相关的遗传基因。人一兴奋，就会分泌"肾上腺素"，而肾上腺素就是一种与肥胖密切相关的激素，有些遗传基因和人体肾上腺素的分泌有着千丝万缕的联系。不同类型的肥胖遗传基因，可能造成人体新陈代谢低下，也可能使人容易发胖。现在，科学家已经发现了超过 50 种与肥胖相关的遗传基因。

但是，一般医学理论认为一个人肥胖的原因中"遗传占三成，环境占七成"。就是说，**一个人如果没有特殊的遗传记忆异常，那么他日后肥胖主要是后天环境因素造成的。如果您和您周围的很多人都有肥胖的倾向，那么，这种情况多半不是遗传因素造成的，很可能是环境因素造成的。从另一个角度看，环境因素造成的肥胖，是有可能改善的。**

总而言之，肥胖多半是由后天环境因素造成的。

那么，我们内脏脂肪多，也不要用遗传因素来当挡箭牌，很大可能是自己在生活环境中造成的。我们不知不觉地选择的生活环境（或者叫生活方式），就可能激活了我们身体"增长内脏脂肪的反应"，或者激活了"无法燃烧内脏脂肪的反应"。

那么，到底什么样的生活环境会让我们身体增加内脏脂肪？又是什么样的环境可以减少内脏脂肪呢？而且，内脏脂肪到底是个什么东西？它在我们的身体里做什么呢？

接下来，我就给大家讲一讲内脏脂肪的真面目。

让我们增长内脏脂肪的主犯不是油脂，
而是糖质？

我先说答案，增长内脏脂肪的最大原因，实际上是"摄入糖质"。这时，肯定有朋友会感到不可思议，"什么？脂肪不就是油脂吗？吃多了油脂，应该才会增长脂肪吧？"但实际上，**增长内脏脂肪的主犯是糖质**。

当人摄入糖质之后，身体就开始大量分泌"肥胖激素（胰岛素）"。在胰岛素的作用下，人体摄入的所有物质都会朝着"肥胖"的方向发展。

这就是"让内脏脂肪增加的身体反应"的本质。

 "让内脏脂肪增加的身体反应"原来是这个！

反之，不管摄入多么高热量的食物，只要身体不分泌胰岛素，那我们想胖也胖不起来。我们身体内的运转机制就是这样。

也就是说，**只要我们控制住糖分的摄入，即使吃高热量的食物也不会胖**。

理解这个道理之后，就会发现，曾经流行甚广的"卡路里理论"是多么荒唐。

让内脏脂肪增长的身体反应

▼

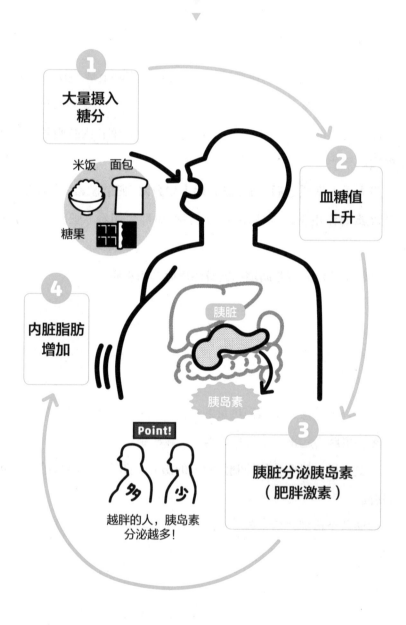

1 大量摄入糖分

米饭　面包

糖果

胰脏

2 血糖值上升

4 内脏脂肪增加

Point!

多　少

越胖的人，胰岛素分泌越多！

胰岛素

3 胰脏分泌胰岛素（肥胖激素）

1 天（24 小时）里，我们体内的酶和激素会随时根据实际情况调整身体的状态。而传统的"卡路里理论"并没有把酶和激素的动态调整情况考虑进来，所以说它是一种过时的理论，缺乏科学性。

只要我们不大量摄入糖质，身体就不会大量分泌胰岛素。所以，只要控制糖质的摄入量，就可以避免"增加内脏脂肪的最大因素"——大量的胰岛素。

 不 为 人 知 的 胰 岛 素 的 秘 密

让人体内脏脂肪不断增加的真凶是胰岛素，可见其对人体发挥着至关重要的作用，可是，如此重要的一种激素，人们对它的了解还停留在非常初级的水平。我作为嘉宾参加媒体节目的时候，竟然有主办方提醒我："希望您尽量不要使用'胰岛素'这个词，因为很多观众没听说过胰岛素。"

但是，**为了健康地减掉我们的内脏脂肪，大家必须首先了解这种激素——胰岛素。** 如果不了解基本原理，只知道"这样做就行了"，那结果注定失败。因为每个人的身体都有差异，某种所谓的"通用方法"，如果照搬到具体的人身上，肯定会遇到行不通的时候。

我在编写这本书的时候，也尽量介绍适合大多数人的通用方法。但即便如此，大家也不可以生搬硬套到自己身上，必须了解减脂的原理，然后根据个人情况做出取舍，才能找到最适合自己的方法。

在使用"单纯的知识"之前，理解减脂的基本原理，对根据自身情况调整减脂方法非常重要。

　　为此，我先要为您介绍"胰岛素的秘密"。

除了糖质，还有什么营养物质
能增加胰岛素的分泌？

　　人体摄入糖质之后，会促进胰岛素的分泌。

　　关于这一点，大家基本上已经了解了。那么，除了糖质，其他营养物质能否增加胰岛素的分泌呢？蛋白质、脂肪会增加胰岛素的分泌吗？下面我们就分别来看看蛋白质和脂肪对胰岛素的分泌有什么影响。

　　摄入蛋白质会增加胰岛素的分泌吗？我直截了当地公布答案："会增加。"

　　只不过，摄入蛋白质后分泌的胰岛素，不会像摄入糖质后分泌得那么多。

　　我们体内有一种运作机制叫作"糖质新生"。"糖质新生"是以蛋白质、脂肪为原材料制作出身体的能量之源——葡萄糖。当人体长时间不摄入糖质，并且在肝脏内储存的葡萄糖用光之后，糖质新生的机制就开始运转。

　　在糖质新生的作用下，蛋白质在体内会转化为糖质，但为了让糖质进入细胞中，就需要胰岛素的帮助。因此，糖质新生作用制造的糖质，需要相应量的胰岛素，才能使其被细胞吸收。

　　话虽如此，但说到底糖质新生作用只是在"身体故意消耗大量能量之后"，把宝贵的蛋白质转化为糖质的一种代谢而已。所以，此时身体分泌的胰岛素不会像摄入大量精制糖质之后分泌的量那么大。也就是说，糖质新生作用运转时，身体不会一次性大量分泌胰岛素。

另外，蛋白质或氨基酸本身也有刺激胰岛素分泌的作用。经常健身的人，身体需要一种叫作"亮氨酸"的氨基酸，亮氨酸可以促进肌肉的合成，但同时也会促进胰岛素的分泌。再有，乳清蛋白也有促进胰岛素分泌的作用。

科学家还发现，**内脏脂肪越多的人，体内胰岛素的作用越弱。也就是说，即使和瘦人摄入等量的蛋白质，内脏脂肪多的人会分泌更多的胰岛素。**

举例来说，即使只摄入高蛋白的鸡胸肉，内脏脂肪多的人也会分泌大量的胰岛素。所以才会有一种说法叫作"越胖的人，越不容易瘦下来"。

内脏脂肪多的人，不仅在摄入糖质时会分泌大量胰岛素，就连摄入蛋白质时也会分泌大量胰岛素。而这么多胰岛素，会让我们体内的脂肪增加，同时完全停止脂肪的燃烧。

也就是说，人胖了以后，就会陷入一种自相矛盾的境地——"为了容易瘦下来，必须先具备瘦的身体条件"。

为了突破这种自相矛盾的境地，胖人在减肥的时候首先想到的就是减少摄入能量的总量。一开始可能有效，体重会减轻，但很快减重的趋势就会趋于停滞，再怎么控制饮食量，体重也不会继续减轻了。

为什么会出现这种情况呢？因为我们摄入的能量减少了，身体察觉到这一点后，就会降低新陈代谢的水平，以减少身体消耗的能量。这就是我不推荐大家用"控制卡路里"的方法来减肥的理由。人体的新陈代谢降低后，就会变成更容易发胖的体质。

更有甚者用"断食"的方式来减肥，一段时间完全不吃东西，极大地降低摄入的能量总量，这样体重会减轻，体内脂肪也会分解。但是，这种情况下，体内的蛋白质也会同时被分解，用于提供能量。当人体内蛋白质不足的时候，人的肌肉就会减少。所以，不管减不减肥，我们都要摄入足量的蛋白质才行。

摄入脂肪会增加胰岛素分泌吗？

如果摄入不含糖的"纯脂肪"，会增加胰岛素的分泌吗？我先给您讲答案："基本不会增加。"

不过，如果将多种条件叠加在一起，摄入脂肪就有可能让胰岛素分泌量增加。比如，前面我们讲过糖质新生，在糖质新生作用运转的时候，不仅会以蛋白质为原料转化糖，也会以脂肪为原料转化糖。因此，摄入的脂肪在糖质新生作用下转化为糖，也会促进胰岛素的分泌，只不过分泌的量也和蛋白质转化为糖时一样，不会太多。因为糖质新生作用转化的糖，还不足以"显著地增加胰岛素的分泌"。但是，如果一个内脏里满是脂肪的人，吃了含有少量糖质的脂肪，在糖和脂肪，以及本身就很胖的多重混合作用下，他的胰岛素分泌就有可能会显著地提高。

但说到底，这些都是理论上的假设，各种条件都叠加在一起的概率是比较低的。

不过，也请大家要有清醒的认识，说摄入脂肪基本不增加胰岛素的分泌，这里的脂肪指的可是"纯脂肪"。

摄入蛋白质、脂肪后，身体的反应
是否打开了肥胖开关？

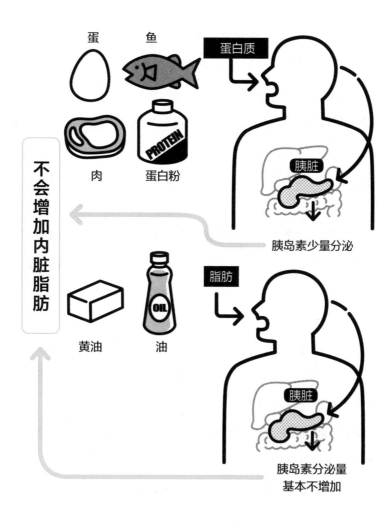

蛋　　鱼　　　蛋白质

肉　　蛋白粉

不会增加内脏脂肪

胰脏

胰岛素少量分泌

黄油　　油

脂肪

胰脏

胰岛素分泌量
基本不增加

🔥 如果让肥胖激素（胰岛素）降为零，会怎样？

读到这里，大家可能觉得胰岛素不是个好东西。可又没见我说"要完全阻止胰岛素的分泌，将体内胰岛素水平降为零"，这是不是很奇怪呢？

我知道肯定有朋友心里会想："既然胰岛素叫肥胖激素，对健康有害，为什么不想办法使其水平降为零呢？"

那么，如果真的把胰岛素水平降为零，我们的身体会出现什么情况呢？

当我们体内完全没有胰岛素的时候，只要几小时身体的平衡状态就会崩溃，一天左右失去意识，陷入昏迷，再持续下去的话一定会失去生命。没错，没了胰岛素，几小时内我们的身体就会出问题，超过一天就会丧命。

因此，一天的 24 小时之中，我们的血液里必须保证有少量的胰岛素存在。分泌生存必需的胰岛素量叫作"基础分泌"，饭后追加分泌的胰岛素叫作"追加分泌"。

血液中时刻保持的少量胰岛素，属于基础分泌，这个分泌量是人生存所必需的最低限度。

而且，如果完全停止摄入糖质，即所谓的"断糖"，那么饭后没有追加分泌胰岛素，也有可能造成胰岛素不足而使身体崩溃。胰岛素不足的具体症状有体重减轻、食欲减退、恶心、呕吐等。

为什么我会知道这些情况？因为我在现实中接诊过这样的患者。

我们以糖尿病为例来分析这个问题。大家印象中的糖尿病，其实多是 2 型糖尿病，即通过调整饮食和内服药物可以控制病情的糖尿病。

而必须通过注射胰岛素才能控制病情的，就是 1 型糖尿病。但是，现在并没有诊断 1 型糖尿病的明确标准，很多并不需要注射胰岛素的糖尿病患者也被诊断为 1 型糖尿病，这就是糖尿病诊疗的现状。

1 型糖尿病的患者，自己的胰脏已经无法分泌胰岛素。换句话说，如果不加外部干预的话，患者体内的胰岛素水平就会降为零。

如果 1 型糖尿病患者没有注射胰岛素，或者注射晚了，再或者身体对胰岛素的需求量增加，就会出现胰岛素不足的情况，从而导致身体崩溃。

还有，人如果体内胰岛素水平低于生存所需的最低限度时，也会出现胰岛素不足的症状，胰岛素严重不足甚至危及生命。

在我接诊的患者中，有些患者是因为胰岛素不足出现症状而入院的，其中有几位在入院后还说："不要给我注射胰岛素，我想再坚持一下看看。"尊重患者的意见，不注射胰岛素，结果身体状况根本没有改善。此时的患者的体内环境已经呈酸性，因此要为他们使用碱性药剂，同时为了改善新陈代谢还要给予各种维生素的补充，但结果同样无法改善症状。

但只要注射胰岛素，患者的症状就会迅速地得到改善。

像这样的患者，自己的胰脏已经无法制造足够的胰岛素，因此必须通过外部渠道继续补充。

总而言之，不管什么人，胰岛素的基础分泌量必须保证生存所需的最低限度。胰岛素是人类生存必不可少的一种激素，虽然不能过多，但也绝对不能缺少。

胰岛素是"帮我们构筑身体的激素"

胰岛素除了让我们"发胖"，还能做些什么呢?

可能大家对胰岛素的了解，大多集中于它可以降低血糖的功能上。在胰岛素的作用下，我们血液中的葡萄糖会进入细胞内，于是，血糖值便降低了。

从另一个角度看，胰岛素在"降低血糖"的同时，"也向细胞内输送了能量源，并储存在细胞中"。

我们把分解称为"异化"，把制造称为"同化"。帮我们制造身体的作用，叫"同化作用"，具有这种作用的激素就叫"同化激素"。而胰岛素，就是同化激素的一种。

生长激素是大家熟知的一种激素，它就是同化激素。另外，作为一种兴奋剂很出名的促进蛋白合成的合成类固醇，以及性激素中的睾酮、雌二醇都属于同化激素。

可能有朋友还不知道胰岛素是帮我们建造身体的一种激素，但您至少知道"如果身体里没有胰岛素的话，人体就会出大问题"。

我之前已经讲过，如果人体内胰岛素水平降为零的话，那用不了几小时人体就会出现严重的状况，一天后人甚至会死亡。

为什么没有胰岛素之后，身体会如此迅速地出现不良反应呢？

因为胰岛素的一个重要作用是"将血液中的葡萄糖（即血糖）送入细胞内"。

在胰岛素的作用下，能量被源源不断地输送进细胞里。反过来说，如果没有胰岛素的话，细胞就得不到能量（不过，脑细胞、肝细胞、红细胞、肠黏膜细胞等，不需要胰岛素的帮助也能吸收葡萄糖）。

因此，没有胰岛素的话，人体的大多数细胞很快就会出现能源不足的情况，只要几小时，身体状况就会崩溃。

我经常挂在嘴边的一句话是："除非一些特殊情况，我们没有必要摄入糖质。"但我是指"没有通过嘴摄取糖质的必要"。

但是，如果人体血液中完全没有葡萄糖的话，人也没法维持生命。世界上没有任何人可以在血糖值为零的情况下继续生存。虽然大多数情况我们没有必要通过嘴来摄取糖质，但是身体里必须储存糖质。

那么，需要我们通过嘴来摄入糖质的"特殊情况"有哪些呢？

有必要摄入糖质的特殊情况

（1）处于异化①状态的情况（有消耗性疾病、炎症等）

（2）过度消瘦的情况（蛋白质、脂肪、糖质以外的能量不足的时候）

（3）肝功能不全的情况（制造血糖的工厂停工了）

（4）高度肾功能不全的情况（虽不限制脂肪的摄入，但必须限制蛋白质的摄入）

（5）特殊的代谢障碍（长链脂肪酸代谢障碍、尿素循环障碍等）

---

① 所谓异化，是指身体在朝分解的方向发展。反之，构筑身体的过程称为"同化"。
　　——作者注

处于上述特殊情况的时候，人要根据实际情况，通过饮食摄入适量的糖质。

代谢综合征的原因不是脂肪！

内脏脂肪的危害是什么时候受到大众重视的呢？起因是"代谢综合征"被媒体连篇累牍地报道，对"代谢综合征"的体检、诊断和治疗形成一股热潮，这时，内脏脂肪开始进入人们的视野。

在日本，现在对于代谢综合征的诊断标准，由多个医学学会联合制定，主要由腰围指标及其他血液指标构成。

- 腰围　男性　≥85 cm、女性　≥90 cm
  腰围超过上述标准，再符合以下任意两项的话，就可以诊断为代谢综合征
- 高甘油三酯血症　≥150 mg/dL　且 / 或
  低 HDL[①] 胆固醇血症　<40 mg/dL（男女同）
- 收缩压　≥130 mmHg　且 / 或
  舒张压　≥85 mmHg
- 空腹高血糖　≥110 mg/dL

代谢综合征诊断标准　引自 8 学会制定新标准（2005 年）[②]
（http://www.mhlw.go.jp/bunya/kenkou/seikatsu/pdf/ikk-j-07.pdf）

- **腰围**

这是一个"必需的指标"，在满足这个指标的前提下，再看下面

---

① HDL，高密度脂蛋白。——编者注（后文页下注，如无特殊说明均为编者注。）
② 该标准与中国成人代谢综合征诊断标准有出入。

的指标。

- **血脂异常**

    （**中性脂肪**① **值高、HDL 胆固醇值低**）

- **高血压**

- **高血糖**

如果一个腰围超标的人，再满足上述条件中任何两项的话，就可以诊断为代谢综合征。

关于各项指标的数值，请参见上面的标准。

另外，即使满足了除腰围外的异常指标，但如果腰围没有超标的话，也不会被诊断为代谢综合征。

在体检的时候，我们经常会遇到腰围不超标，但血脂、血压、血糖都异常的人。他们虽然不会被诊断为代谢综合征，但他们健康吗？当然不健康。他们必须做些什么，来改善"三高"状况。

再有，如果一个人腰围超标，但他的其他项目只有一项超标，这样的人会被诊断为"代谢综合征预备队"。

日本关于代谢综合征的诊断标准，是由 8 个学会联合制定的，目前是日本国内使用比较广泛的一个诊断标准。市县村镇的体检，基本上都采用这一诊断标准。

可能有朋友会提出疑问："为什么这个标准里没有 LDL② 胆固醇的数值标准呢？"一般来讲，医学界并没有把 LDL 胆固醇列入造成代谢综合征的物质。因为并没有找到显示 LDL 胆固醇可以引起代谢

---

① 中性脂肪，又名甘油三酯。

② LDL，低密度脂蛋白。

综合征的证据。

　　另外，没有参与制定这一诊断标准的学会的医生曾提出观点表示：“诊断标准，只是那几个临床学会在一个封闭的委员会中，由一些利益存在冲突的强硬委员提出来并拼凑到一起的一个不科学的标准而已。”我觉得读者朋友了解一下不同的声音，也是好事。再有，不仅在日本国内，国外对这一诊断标准也有一些批判的意见。

　　（请参考：http://jsln.umin.jp/pdf/guideline/To_Dr_Imamura-110202.pdf）

　　至于这个诊断标准的科学与否，我们暂且搁置不论。不管怎么说，从医疗临床来看，符合这一诊断标准的人，肯定是不健康的，或者是亚健康的。我们不管这个标准科不科学，但达到这种程度，即使不是代谢综合征，也会对其他方面的健康有影响。而且我们可以看出，肥胖（腰围超标）的危害确实不容忽视。

 代谢综合征诊断标准的内容和意义

　　下面我们来详细分析一下代谢综合征诊断标准的内容。

　　腰围超标， 其实是指内脏脂肪过多（除去人的肌肉比较发达的情况）。

　　中性脂肪值高， 是指体内糖质摄入过多，而且身体已经出现无法处理多余糖质的征兆。

　　HDL 胆固醇值低， 是 HDL 胆固醇对身体各处分配的胆固醇回收不充分的象征。HDL 胆固醇的作用是从身体各处回收胆固醇。然后把回收的胆固醇运送到肝脏，进行相应的处理。

高血糖，是指糖质摄入过多，身体无法处理多余的糖质。

处于代谢综合征的状态或近似状态时，身体各处都在满负荷地工作，可依然无法应对过多的糖质、脂肪、胆固醇，身体已经发出了悲鸣和求救。

代谢综合征的患者，已经不单单是外表上的肥胖，而是身体各处的健康都已经受到损害。

 代谢综合征的原因是……

一般来说，医学界认为造成代谢综合征的原因是内脏脂肪。而饮食过量和运动不足是造成内脏脂肪增加的原因。

在日本厚生劳动省提供的健康信息网站"e- 健康网"中，对消除代谢综合征提出了如下论述。

"基本战略是改善内脏脂肪的堆积，主要方法是饮食不要过量，并进行适量的运动。"

（参考：http://www.e-healthnet.mhlw.go.jp/information/metabolic/m-03-001.html）

对于这种论述，整体上来讲我是赞同的。

接下来让我们看看该网站对于代谢综合征对策的具体论述。

举例来说，"日常生活中运动量的减少，以及饮食欧美化，如乳制品（含牛奶等液体乳）、肉类等动物性脂肪摄入过多，这两点是导致代谢综合征的原因"。

⇩

"对策是平衡摄入鱼类、蔬菜等，多摄入油脂脂肪（不饱和脂肪酸）及植物性蛋白质（大豆等）。"

对于这样的对策，相信大家早已耳熟能详了。它的基本意思是"饮食欧美化不好""动物性脂肪不好""鱼类和蔬菜好""植物性蛋白质好"。

另外，我也认为摄入不饱和脂肪酸对保持、增进健康有益。

"饮食欧美化不好"，这是近年来随处可见的一种论调。所谓欧美化的饮食，主要是指"乳制品、肉类等"。

其中，"动物性脂肪不好"的说法更是流行甚广。在这样的宣传下，在很多人的心目中，和"憎恨脂肪"一样，"动物性食物"也成为憎恨的对象。

而将两者合而为一的"动物性脂肪"就更不是好东西了。

所以，一联想到"动物性"＋"脂肪"，大部分人都会产生"对身体不好"的想法。

但事实果真如此吗？

关于"动物性脂肪不好"的数据、论文铺天盖地。而且，以后还会发表很多有关"动物性脂肪不好"的数据、论文。但是，这些数据和论文都有一个前提，那就是"一日三餐都要吃碳水化合物"。现在，很少有科学家去研究，一个人在一天内摄入不到 20 g 糖质的前提下，动物性脂肪对人体的影响。

实际上，"同时摄入脂肪和糖质"的情况，才是值得警惕的。

单独摄入脂肪，不会增加内脏脂肪！

前面我们讲过，如果只摄入脂肪的话，不会促进肥胖激素——胰岛素的分泌，因此不会引发"增加内脏脂肪的身体反应"，也不会使人发胖。

也就是说，导致代谢综合征的原因不是脂肪的摄入，而是糖质的摄入。

当我们只摄入脂肪的时候，即使摄入过多，多余的脂肪也会直接排出体外，不会被肠道吸收。单独摄入大量脂肪，只会引起腹泻。

但是，在"卡路里①理论"中，即使我们单独摄入脂肪，也会把它计算为身体摄入的能量。

因此，人们一直认为"摄入高热量的油腻食物会发胖"。但实际上这是一个错误的认识。关于卡路里，我会在后面详细地讲述。

再说一次，人发胖是由肥胖激素——胰岛素造成的。

胰岛素的本质作用是让我们的身体储存能量，在胰岛素的作用下，血液中的糖会进入细胞内，从而使血糖值降低。如果体内胰岛素水平较高的话，摄入体内的脂肪就会作为体脂肪储存起来。

当我们单独摄入脂肪的时候，体内胰岛素基本上不会增加。所以，吸收的脂肪也不会作为体脂肪储存起来，而是转化为能量被消耗了。

---

① 卡路里是能量单位，这里代指能量。

体内吸收的脂肪，会变成大分子的"脂肪酸"和小分子的"酮体"。
当人血液中胰岛素水平低的时候，不管是脂肪酸还是酮体，都会转换
为能量。

"代谢的奇妙之处"就在于此。

根据体内胰岛素水平的高低，摄入的脂肪可能会转化为内脏脂肪，
也可能不会转化为内脏脂肪。

所以，读到这里，大家应该已经理解"控制卡路里来减肥"这个
理念的错误之处了。

同时摄入糖质和脂肪，让内脏脂肪快速增加

三大营养物质（蛋白质、脂肪、糖质），如果进行两两组合，那
么最容易使人发胖的组合是"糖质＋脂肪"。

前面讲过，当我们摄入糖质之后，胰脏就会分泌胰岛素。我们的
胰脏随时感知着血液中糖分的浓度，当发现血糖值升高的时候，胰脏
就会分泌胰岛素来降低血糖值。

**而胰岛素最本质的作用是"储存能量"，当我们体内分泌了大量
胰岛素后，摄入的脂肪就和糖质一起被储存起来。**

于是，我们的体脂肪会增加。

反之，要想减掉体脂肪，第一步就是要减少糖质的摄入。

只要我们摄入糖质，身体就会分泌胰岛素。而且，当体内胰岛素
水平较高时，摄入的食物就都会在胰岛素的作用下存储在身体里。

同时摄入"糖质 + 脂肪"
引发"让内脏脂肪增加的最强身体反应"

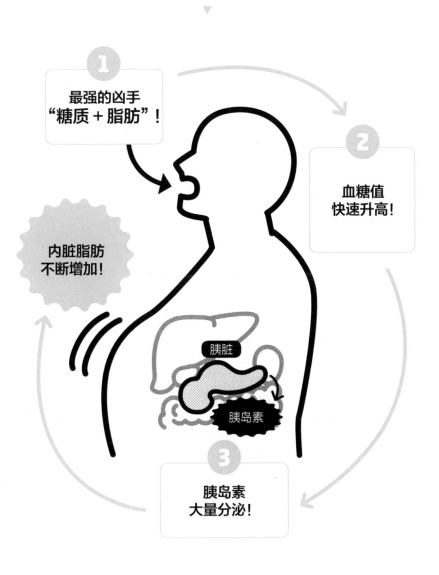

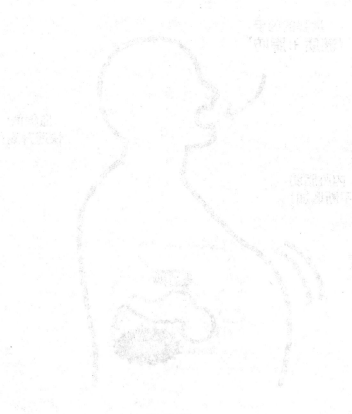

第 2 章

鲜为人知的三种脂肪

——脂肪种类不同，产生原理和消除方法也不同！

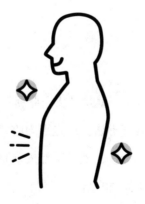

三种体脂肪及其消除方法

我们身体里的脂肪——体脂肪，可以分为三种。

这三种体脂肪的形成原理和消除方法各不相同。

首先，我们来认识一下这三种体脂肪。

第一种体脂肪：皮下脂肪（皮肤下的脂肪）

位于我们皮肤下层的脂肪，就是"皮下脂肪"。

我们腹部的皮下脂肪很好辨认。您先用力收紧腹肌，这时腹部表面还能用手指捏起来的"肥肉"，就是腹部皮下脂肪。此时，用手指捏不起来的脂肪，属于其他类型的脂肪。

皮下脂肪对我们的健康基本上没有什么不良影响，因此也被称为"良性脂肪"。另一方面，内脏脂肪会对健康造成不良影响，所以内脏脂肪被称为"恶性脂肪"。

皮下脂肪的作用是"储存能量"。因为皮下脂肪是我们储存起来的能量，所以当我们从食物中或其他途径获得足够的能量时，就不会使用皮下脂肪储存的能量。

从这个角度看，皮下脂肪是"不太容易减掉"的体脂肪。而皮下脂肪储存的部位，也是不太容易瘦下来的部位。比如，腰腹周围、大臂、大腿、脸颊等处。

各位朋友，如果您有减肥经历的话，相信您多半能够理解皮下脂肪有多么难减。

 消除皮下脂肪的方法

可能有朋友以为"桑拿、按摩可以减掉皮下脂肪"。

但遗憾的是，这些方法根本不能减掉皮下脂肪，只是错误的宣传罢了。

通过桑拿或按摩，可以消除体内的一部分水分或浮肿，可以让人暂时看起来苗条一点，但实际上皮下脂肪并没有减少。

另外，可能也有很多朋友认为"慢跑等有氧运动可以减掉皮下脂肪"。真实情况是，单纯的有氧运动也无法减掉皮下脂肪。单纯的有氧运动会引发"糖质新生"反应，分解肌肉转化为能量，还不能减掉皮下脂肪。

要想通过运动减掉皮下脂肪，无氧肌肉锻炼，增加肌肉量是必不可少的。有氧运动，应该在无氧肌肉锻炼之后进行。

另外，为了防止糖质新生作用分解肌肉，我们在锻炼肌肉之前应该补充足够的蛋白质。补充蛋白质我推荐服用复合蛋白粉，因为它比食物中的蛋白质更容易吸收。而必需氨基酸产品比复合蛋白粉的吸收速度还要快，建议在锻炼肌肉 30 分钟前，或锻炼中补充。

必需氨基酸的英语是 Essential Amino Acid，缩写为 EAA。在我们的日常生活中，通常也把必需氨基酸产品简称为 EAA。有氧运动前、有氧运动中，也可以补充 EAA。

另外，无氧肌肉锻炼后、有氧运动后如果摄取 EAA 的话，EAA可以帮助肌肉快速恢复，减少锻炼带来的损伤。

🔥 皮下脂肪与女性关系紧密

女性的身体很容易堆积皮下脂肪，这是为什么呢? 原因来自女性体内分泌的激素。

理论上讲，如果抑制女性雌激素的分泌，可以抑制"皮下脂肪"的生成。但是，雌激素也有很多好的作用，比如，减少内脏脂肪、抑制动脉硬化、预防癌症等。如果抑制雌激素的分泌，就可能失去这些好的作用。

另外，人为改变雌激素的分泌量，还可能带来未知的风险。现在的医学，对于人体各种激素的作用及其分泌量与作用的关系，还没有完全摸清。

因此，比较安全的做法是当激素分泌量异常多的时候，可以人为干预来抑制其分泌，反之，当激素分泌量太少的时候，就要通过激素制剂来补充激素。如果只是为了瘦身，我们人为调节激素的分泌量，就很可能弊大于利。

闭经前后的女性补充雌激素，可以考虑使用具有类雌激素作用的"雌马酚"进行补充，不过要注意并发症的问题。

有些女性控糖还瘦不下来……
其元凶是皮下脂肪?!

消除皮下脂肪的难度之大，在接诊患者的过程中，我也能真实地体验到。

在我的诊所开设限糖指导不久之后，经常会有女性患者来向我咨询减肥的方法。她们大多会向我抱怨："我想瘦，可是用了很多种方法，就是瘦不下来。"

一天，有一位"怎么也瘦不下来"的女性患者来诊所问诊。经过询问我了解到，她已经严格地执行限糖饮食疗法，并且执行了一段时间了。经过进一步的询问，我突然意识到："啊！她瘦不下来的原因可能是皮下脂肪过多。"于是我让她做了 CT 检查，果不其然，结果显示她的内脏脂肪很少，但皮下脂肪很多。

这种情况经常在女性身上发生。

前面讲过，皮下脂肪是比较难减掉的一种体脂肪。要想仅凭控制饮食来减掉皮下脂肪，确实很困难。要想通过控制饮食减掉皮下脂肪，就要把饮食量控制得很少，但那样又会造成营养不良，引发其他的健康问题。

再次强调，要减掉皮下脂肪，必须进行无氧肌肉锻炼。

闭经后发胖与变瘦的人，差别在哪里？

"闭经后我变胖了"这样的例子我们可能经常听说。但其实，"闭经后体重没什么变化""闭经后我瘦了"的例子，也不少。

那么两者之间到底有什么差别呢？下面我就为您详细地分析。

（1）闭经后发胖的例子

闭经后发胖，也有可能单纯是因为"年龄增长"造成的发胖。一般来说，随着年龄的增长，人体的肌肉量会减少，新陈代谢水平也会降低。新陈代谢水平降低了，如果进食量保持以前的水平，自然会变胖。改善这种肥胖的方法是摄入高蛋白质并进行肌肉锻炼。蛋白质是制造肌肉的材料，再加上锻炼，就可以维持以前的肌肉水平，进而维持以前的新陈代谢水平。

闭经后发胖，还有一种情况是雌激素分泌减少造成的。

雌激素有很多作用，其中之一就是促进脂肪代谢。因此，雌激素分泌减少的话，体内脂肪燃烧的效率势必会降低。女性在闭经之后，雌激素的分泌会逐渐减少，大约 5 年之后，就完全不分泌雌激素了。

女性一过 40 岁，体内雌激素的分泌量就开始逐渐减少，因此，也会逐渐发胖。

（2）闭经后变瘦的例子

雌激素还具有调节自主神经系统（也称为自律神经）的作用。自主神经系统包括控制兴奋的"交感神经系统"和控制放松的"副交感神经系统"。

副交感神经可以让肠胃活跃起来，但随着雌激素的减少，副交感神经的功能降低，肠胃的活力也会随之降低。结果，使人食欲减退、消耗功能减弱，于是人就变瘦了。另外，女性更年期综合征的典型症状有焦虑、抑郁、睡眠障碍、倦怠感等，这些也是雌激素减少带来的影响。

因更年期综合征的原因导致女性精神状况出现问题，自然缺乏食欲，所以也会变瘦。

（3）闭经后没有变化的例子

闭经后没有变化，有一种可能是前面的（1）和（2）同时存在，并相互抵消，才造成了表面看没有变化的情况。

第二种体脂肪：内脏脂肪

本书的主题就是"内脏脂肪"，内脏脂肪不同于皮下脂肪，当我们腹肌用力的时候，我们能够用手指在腹部捏起的脂肪是皮下脂肪。而内脏脂肪存在于腹腔之内，也就是在腹肌后侧，因此是无法用手指捏起的。从解剖学上讲，内脏脂肪主要储存于肠周围的"肠系膜"。

与皮下脂肪不同，内脏脂肪会给身体健康带来各种各样的不良影响。

前面我已经从整体上介绍过消除内脏脂肪的大方向。很多朋友通过各种努力也减不掉自己的内脏脂肪，多半是因为他们的方法仅停留在表面。如果不了解内脏脂肪产生的原理，就无法找到适合自己的减脂方法，而其中的关键点就是"胰岛素"。

第三种体脂肪：异位脂肪

皮下脂肪和内脏脂肪也无法容纳的脂肪，就会附着到各种内脏器官中。附着在内脏器官的脂肪，叫作异位脂肪。近年来，异位脂肪备受关注。

异位脂肪主要附着于心脏、肝脏、胰脏等内脏器官，以及与这些内脏器官连接的部位。

另外，肌肉（骨骼肌）中也会堆积异位脂肪。异位脂肪附着于肝脏，就会形成"脂肪肝"，我们喜欢吃的鹅肝，其实就是人为制造的脂肪鹅肝。如果异位脂肪堆积于肌肉的话，就会形成类似于"雪花牛肉"那种"肥瘦相间"的状态。

我曾经处于2度肥胖状态的时候，就有脂肪肝。

异位脂肪很多时候比皮下脂肪和内脏脂肪都更加危险。

研究发现，与欧美人相比，东亚人的身体更容易堆积异位脂肪和内脏脂肪。有些东亚人表面上看起来不胖，但也会患上生活习惯病，这就是异位脂肪和内脏脂肪较多的原因。

附着在内脏器官上的异位脂肪，可以降低脏器的功能。有脂肪肝的人，患上肝硬化或肝癌的风险要增加很多。

另外，异位脂肪还可能引起内脏器官的慢性炎症，扰乱代谢，引发脂肪代谢异常、糖尿病等生活习惯病。

消除异位脂肪的方法和消除内脏脂肪的方法基本相同。在减掉内脏脂肪的同时，异位脂肪也会减少。

三种脂肪及消除方法

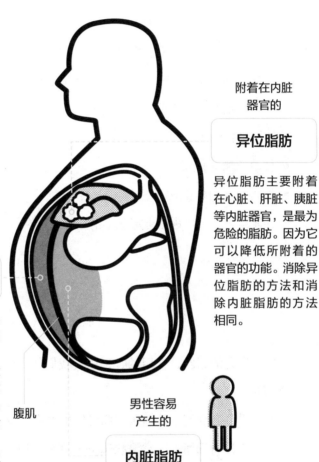

附着在内脏
器官的

异位脂肪

异位脂肪主要附着
在心脏、肝脏、胰脏
等内脏器官，是最为
危险的脂肪。因为它
可以降低所附着的
器官的功能。消除异
位脂肪的方法和消
除内脏脂肪的方法
相同。

女性容易
产生的

皮下脂肪

皮下脂肪主要集
中在腹部皮肤和
腹肌之间的部位，
对健康基本上没
有不良影响。但它
的特点是不容易
消除，即使在饮食
中控制糖质摄入，
也不容易减掉。只
有通过锻炼肌肉，
增加肌肉量，才可
以减掉皮下脂肪。

腹肌

男性容易
产生的

内脏脂肪

内脏脂肪是附着在腹部内脏周围的
不良脂肪。因为饮食中糖质过多，
造成胰岛素分泌量较大，会导致内
脏脂肪的增加。要想减掉内脏脂肪，
必须控制糖质摄入。

甘油三酯、胆固醇和体脂肪的区别

在前一小节中我讲了三种体脂肪，在现实生活中很多朋友容易把"甘油三酯""胆固醇"和体脂肪混为一谈。或者，有些朋友虽然隐约知道甘油三酯、胆固醇和体脂肪有些不同，但也说不清到底哪里不同。下面，我就为大家简单地梳理它们的区别。

笼统地讲：

- 甘油三酯 = 能量
- 胆固醇 = 身体的材料

要具体地讲，一句两句肯定说不清楚，大家姑且记住上面的概念。

🔥 什么是甘油三酯？

食物中所含的脂肪、食用油类，以及我们体脂肪中的大部分，都是甘油三酯。

也就是说，当我们单纯地讲"脂肪"的时候，就是指甘油三酯。我们血液中的甘油三酯，在常温状态下，就和黄油、猪油一样，是呈现固态的。而且甘油三酯对人体来说是非常重要的能量。

甘油三酯还有个名字叫"中性脂肪"，因此它既不是酸性的也不是碱性的，而是中性的。从构造上讲，甘油三酯是"脂肪酸"附着在甘油上形成的。准确地说，脂酰甘油包含甘油单酯（monoglyceride）、甘油二酯（diglyceride）和甘油三酯（triglyceride）。

　　有一个脂肪酸附着于甘油，形成甘油单酯；有两个脂肪酸附着于甘油，形成甘油二酯；有三个脂肪酸附着于甘油，形成甘油三酯。

　　食物中的脂肪（甘油三酯），因为分子太大，无法被肠道直接吸收。在胆汁和胰液的作用下，甘油三酯被分解为脂肪酸和甘油单酯。脂肪酸和甘油单酯被肠道吸收后，进入淋巴管。

　　我们血液中的甘油酯有 90%~95% 不是甘油单酯和甘油二酯，而是甘油三酯。

　　讲了这么多，如果大家记不住也没关系，您只要记住"甘油三酯 = 能量"即可。

 什么是胆固醇？

胆固醇 = 身体的材料。到底是什么材料呢？请往下看：

- 全身细胞的细胞膜
- 皮质酮（肾上腺皮质激素、性激素）
- 胆汁酸
- 维生素 D

　　另外，胆固醇还担负脂溶性维生素（维生素 A、D、E、K）代谢的相关作用。

　　对人类神经来说，胆固醇也有重要作用。例如，神经轴索外面包裹的物质，就含有大量胆固醇。神经轴索好比"电线"，在"电线"

外面包裹一层"油脂"，可以防止"电线"短路，也可以加速"电信号"的传输。

我们在生活中看见的电线，没有裸露的金属线，电线外面都包裹着一层塑料或橡胶的绝缘层。我们体内的神经也一样，不会裸露在外，而是被一层胆固醇包裹着的。实际上，包裹脑和脊髓等处神经的胆固醇，就占了人体全部胆固醇的三分之一。

另外，血液中的胆固醇，占了全身胆固醇的一半。

您可能不知道，我们肝脏制造的胆固醇，远多于从食物中摄入的胆固醇。我们从食物中摄入的胆固醇，只占全身胆固醇的两成，其余八成都是由肝脏制造的。

以前常听人说："鸡蛋黄的胆固醇含量高，不能吃太多！"可近年来，科学家发现，人体内胆固醇的含量和饮食摄入的胆固醇量关系不大，因此，日本厚生劳动省也从《日本饮食摄入量标准》中，把胆固醇的摄取上限取消了。没有证据显示，从食物中摄入过多胆固醇对健康不利。

如果现在还有人说："不要吃胆固醇含量高的食物。"您可以告诉他："这种观念已经过时了。"

 ## 我们的血管中发生了什么？

通俗地讲，甘油三酯和胆固醇是"油脂"。它们是不能溶于水的，而血液的主要成分是水，所以血液是无法运输甘油三酯和胆固醇的。因此，胆固醇在血液中会以容易溶于水的形式存在，即"LDL"和"HDL"。

通俗地讲，LDL"个头大密度低"，HDL"个头小密度大"。

准确地讲，LDL 胆固醇是指 LDL 中所含的胆固醇，HDL 胆固醇是指 HDL 中所含的胆固醇。

 好胆固醇与坏胆固醇？

在日常生活中，我们经常能听到"好胆固醇""坏胆固醇"的说法。一些媒体的健康节目，也会用下面的表达方式：

好胆固醇 =HDL **胆固醇**

坏胆固醇 =LDL **胆固醇**

这是一种通俗的表现手法，为了让缺乏专业常识的一般大众更容易理解，媒体经常使用这种"好坏""善恶"的简单二分法表达方式。可实际上，我们并不能简单地用非好即坏的方式来形容 HDL 和 LDL。

HDL 可以从我们身体各处回收胆固醇，而且，即使体内 HDL 含量比较高，也不会对身体造成不良影响。所以，如果说 HDL 胆固醇是好胆固醇，确实没什么问题。

但另一方面，把 LDL 胆固醇称为坏胆固醇就有点不符合实际了。

HDL 具有从全身回收胆固醇的作用，LDL 则正相反，它具有向全身"输送"胆固醇的作用。胆固醇是构成人体非常重要的材料，因此，向人体各处输送胆固醇，并不是坏事。

　　而且可以肯定地说，如果人体内 LDL 胆固醇为零，人是无法生存的。

　　以前的观念认为，LDL 胆固醇是"越低越好"，但现在证明这是一个完全错误的观念。

　　如果人体内 LDL 胆固醇不足，会无法顺畅地向全身输送胆固醇，那么身体各处就会出现原料短缺的情况。当 LDL 偏低的时候，血管确实不容易出现堵塞，但是，血管自身也会缺乏原料，从而无法修复，导致血管"破败不堪"。

　　所以，我为患者看诊的时候，常会告诉他们："把 LDL 胆固醇称为坏胆固醇，实在冤枉它了。这就好比把火灾现场灭火的消防队员称为纵火犯一样。"

　　而且，在实际诊疗过程中，我发现不少患者把胆固醇的好坏与肠道菌群的好坏搞混淆了。我们肠道内的菌群，确实有好坏之分，但胆固醇完全是另外一回事。遇到有这种模糊概念的患者，我都会一一指正，帮他们正确地认识胆固醇。

　　好，读到这里，相信朋友们对内脏脂肪及其他脂肪又有了进一步的理解。

　　接下来，我要讲的是内脏脂肪过多会带来什么样的后果。

　　内脏脂肪增加太多，人就会挺起一个"将军肚"，或者叫"啤酒肚"，但内脏脂肪的危害绝不只是体形难看。它的害处真的是罄竹难书。

内脏脂肪的恐怖性

关于内脏脂肪，通过前面的讲解，相信大家心中已经有一定概念了。内脏脂肪不在我们的腹肌外侧，而是在腹腔内，所以是无法用手指捏起来的。我们也知道，内脏周围附着的脂肪会给我们的健康带来很多不良的影响，那到底有哪些不良的影响呢？

实际上，直到近几年专家才发现内脏脂肪的危害，也就是说，大多数人都认为内脏脂肪是无害的。

皮下脂肪只储存在皮肤之下，不会对我们的身体做什么，但内脏脂肪不同，它会对我们的身体做很多"坏事"。

在介绍内脏脂肪的危害之前，我们来了解如何测量内脏脂肪。

如何测量内脏脂肪？

要想不花太高成本，又可轻松测量自己的内脏脂肪，可以到健康诊所通过"BMI"或"腹围"的检查来推测内脏脂肪的量。但是，通过这两种方法推测内脏脂肪并不准确。

因为现实生活中存在如下两种人：

● BMI 在正常范围内（＝并不肥胖），但是内脏脂肪比较多（只有肚子隆起）

● 腹围并不算大，但腹部肌肉少而内脏脂肪多对于上述两种人，通过 BMI 或腹围都无法准确地推测出内脏脂肪的量。那么，到底该如何测量内脏脂肪呢？

通过 CT 检测

现阶段，可以最准确地检测出内脏脂肪的手段就是 CT。

通过 CT 检查，当发现"肚脐高度的内脏脂肪面积超过 $100\ cm^2$"的话，就可以判断为内脏脂肪过多。但是，要想通过 CT 机来检测内脏脂肪，还需要给 CT 机安装配套的检测软件，但这套软件的成本很高，高达数百万日元。所以，虽然每家医院都有 CT 机，但并不是每家医院的 CT 机都配备了检测内脏脂肪的软件。因为来检测内脏脂肪的人并不多，所以无法保证收回软件成本，因此很多医院不愿意花大价钱为 CT 机配备相应的软件。

在日本，如果您主动要求用 CT 检测内脏脂肪，属于自费诊疗，医疗保险不给报销。一般医院的报价是 CT 基本检查费再加 2000~4500 日元。CT 机检测 1000 次内脏脂肪，医院才可以收回软件的成本。

在人口比较集中的大中城市里，估计可以达成这个目标。但小城市恐怕会难，因此小城市或乡村的医院，即使有 CT 机，也不会提供检测内脏脂肪的服务，因为医院不愿配备相应的软件。顺便介绍一下，CT 基本检查的费用，大约为 1 万日元。

患者主动提出通过 CT 检查内脏脂肪，属于自费诊疗，不适用于医疗保险。但是，如果医生判断患者肥胖，怀疑患者有某种疾病而要求患者通过 CT 检查内脏脂肪的，就可以由医疗保险报销这笔检查的费用。当然，这只限于"怀疑患者有某种疾病"的情况。

 人体成分分析仪

近年来，随着民众健康意识的提高，健康检查的设备也不断地推陈出新。比如，有些电子体重秤，就带有测量体脂率的功能。

有些体检专科医院也配备有可以检测人体各种成分的"人体成分分析仪"，这种仪器可以测量体脂率。价格在 100 万~300 万日元（不同机型价格不同）。检测体脂率主要是利用"生物电阻抗法"，让微弱的电流通过人体，根据电阻的大小推测人体的体脂率。

利用人体成分分析仪测定体脂率，不用暴露在 CT 的辐射之下，而且检测过程非常简单，只要站到机器上即可。

当然，医院使用的人体成分分析仪，比家用体重秤测定的体脂率要准确得多。人体成分分析仪可以调整电流的频率，不仅能测脚部，还能测身体的其他部位，能具体设定性别、年龄等。

总之，准确率还是比较高的。

但是，在现阶段，人体成分分析仪的准确率还是比不上 CT 检查。我实际比较过同一个人用两种方式进行检查的结果，有时两个结果还是会出现较大的差距。例如，我的一名患者在大医院用人体成分分析仪测出的内脏脂肪很少，但到我这里再做 CT 检查，结果发现他的内脏脂肪还是相当多的。他自己都吃惊地说："之前我可是在大医院用非常高级的人体成分分析仪做的检查啊……"当然我相信，高级的人体成分分析仪在大多数情况下测定的结果和实际情况是比较接近的，但像前面那个例子中的巨大差异，偶尔也会出现。

说到底，现阶段要说内脏脂肪检测"准确性"的话，还是 CT 检查最可靠。

 其他测定方法

除了 CT 和人体成分分析仪，还有其他测定内脏脂肪的方法。

• **水中体重称量法、空气置换法**：利用水或空气，通过密度的差来测定身体脂肪。

• **近红外分光法**："远红外线"的产品大家可能接触得更多一些，但这次用的是"近红外线"。

使用近红外线测定身体脂肪，主要是通过身体吸收光的方式的差异，来推定身体脂肪的多少。

• **双能量 X 射线吸收法**：这是通过 X 射线测定身体脂肪的方法，是稍微逊色于 CT 的一项技术。

另外，还有以下两种方法，不过它们只能测定皮下脂肪。

• **超声波法**：通过超声波可以测定皮下脂肪。

• **使用皮下脂肪厚度计的方法**：这是使用游标卡尺测定皮下脂肪厚度的方法。虽然这个方法比较原始，但也可以作为判断皮下脂肪的一种手段。

内脏脂肪会分泌 "类似激素的物质"

以前，大家一直认为内脏脂肪和皮下脂肪一样，"只是储存能量的形式"。但是近年来随着研究的深入，科学家发现内脏脂肪还会分泌多种物质。

而且，内脏脂肪分泌的物质所具有的作用，远远超出了科学家当初想象的范围。也就是说，内脏脂肪分泌物的作用范围很广。

现在，内脏脂肪是一个很热门的研究领域。但也正因为这个领域很新、很热门，所以它的研究现状也很复杂。

例如，研究阶段尚不明确、未知的问题层出不穷、各种假说不断涌现、假说之间出现矛盾、随着"新事实的发现"使一些假说被粉碎……总之，关于内脏脂肪的研究，让人感觉很混乱。

所以，大家在听我讲内脏脂肪的时候，可能也会产生"似乎没讲明白"的感觉，但这是正常的。毕竟内脏脂肪还是一个没有完全研究透彻的领域。

因此，在大家阅读后面的内容时，我先给您打一剂预防针。希望您调整好心态，带着"能读懂多少算多少"的觉悟继续往下读。

现在，我们回到内脏脂肪会分泌"类似激素的物质"的话题上。

内脏脂肪分泌的各种类似激素的物质，统称为"脂肪细胞因子（adipocytokines）"。"脂肪细胞因子"这个名称由两部分构成——词根脂肪的（adipo）和细胞因子（cytokines）。细胞因子是类似激素的物质，但它和激素还是有区别的。细胞因子和激素的区别是，激素作用于人的全身，范围比较广，而细胞因子的作用范围比较狭窄。

但是，目前尚没有一个区分激素和细胞因子的明确标准，也没有科学家研究出二者的确切差异。

脂肪细胞因子的种类非常多，但具体都有哪些呢？实际上，脂肪细胞因子中既有可以促进人体健康的细胞因子，也有破坏人体健康的细胞因子。因为我们普遍地认为"体脂 = 坏的物质"，所以听说脂肪细胞因子中居然还有可以促进人体健康的细胞因子，可能很多人会感到吃惊。

所以，我们不能用非黑即白的一刀切观念来评判身体脂肪，脂肪组织也会分泌对人体有益的成分。下面我就按顺序为大家介绍其中坏的物质和好的物质。

首先，我们来看对健康不利的物质。

（1）与高血压相关：血管紧张素转换酶（ACE）、瘦蛋白（leptin）

（2）与糖尿病相关：肿瘤坏死因子 -α（TNF-α）

（3）与心肌梗死相关：纤溶酶原激活物抑制物 -1（PAI-1）

另外，脂肪细胞因子的种类繁多，还有很多没有被研究透彻，因此在这里就不做过多的介绍了。

上面我只列举了几种对健康不利的脂肪细胞因子，接下来我们就具体看一下它们会引起的疾病。

（1）与高血压相关：血管紧张素转换酶、瘦蛋白

有些脂肪细胞因子会引发疾病。比如，瘦蛋白可以让我们的血压升高。但另一方面，瘦蛋白对身体也有很多好的作用，所以，在下一小节中我们单独来讲瘦蛋白。

血管紧张素转换酶是一种非常出名的脂肪细胞因子。因为很多"降血压的药物"都和血管紧张素转换酶有关。

血管紧张素转换酶主要由肝脏生产，但脂肪细胞也可以生产它。所以，内脏脂肪增加的话，血液中的血管紧张素转换酶含量也会增加。在血管紧张素转换酶的作用下，"血管紧张素 I"会生成"血管紧张素 II"，从而促进肾上腺分泌一种名为"醛固酮"的激素。醛固酮增多会导致高血压。

患有代谢综合征的高血压患者，就是因为脂肪细胞分泌大量血管紧张素转换酶，所以导致高血压。

（2）与糖尿病相关：TNF-α

脂肪细胞分泌的 TNF-α，可以降低胰岛素的作用，从而导致血糖升高。

（参考：http://jams.med.or.jp/event/doc/116013.pdf）

（3）与心肌梗死相关：PAI-1

PAI-1 也是内脏脂肪增加后，由内脏脂肪分泌的一种脂肪细胞因子。

通常情况下，血管中会形成"血栓"，但是血管中存在一种名为"纤维蛋白溶酶（也称为纤溶酶）"的蛋白质，它具有溶解血栓的作用。因此，即使血管中形成血栓，也不会很快地堵塞血管。

但是，PAI-1 具有抑制纤溶酶原激活物的作用。因此，PAI-1 多的话，人体的血管就有堵塞的风险。

换句话说，内脏脂肪过多的话，我们的血管就容易堵塞。

内脏脂肪分泌的"坏东西"

▼

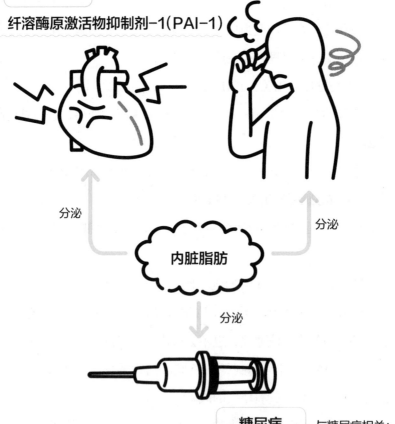

高血压　与高血压相关：

- **血管紧张素转换酶（ACE）**
- **瘦蛋白（leptin）**

心肌梗死　与心肌梗死相关：

- **纤溶酶原激活物抑制剂-1(PAI-1)**

分泌

内脏脂肪

分泌

分泌

糖尿病　与糖尿病相关：

- **肿瘤坏死因子-α（TNF-α）**

内脏脂肪分泌的"对健康有益"的物质

内脏脂肪除了分泌对健康有害的物质，也能分泌对健康有益的物质。下面我就列举两种具有代表性的脂肪细胞因子。

（1）抑制食欲：瘦蛋白

脂肪细胞分泌的瘦蛋白，具有抑制食欲的作用。

肯定有朋友会感到惊讶："什么?！肥胖的人全身是脂肪，他们吃得又多……脂肪细胞因子怎么可能还会抑制他们的食欲？真的难以理解。"

当年我在医学院读书，刚开始学瘦蛋白的时候，心里就是这样想的。实际上，20多年前的那个时代，医学界对瘦蛋白的研究还不够透彻。我心中那个"朴素的疑问"也无法得到满意的答案。

当然，那时医学界对瘦蛋白也不是一无所知，至少知道人肥胖后：

①瘦蛋白的分泌减少；

②进一步发展，瘦蛋白的食欲抑制作用也难以对大脑起作用了。

另外，瘦蛋白不仅有抑制食欲的作用，还可以让交感神经（使人兴奋的神经系统）活跃起来，增加能量的消耗。但瘦蛋白如果过多的话，就会使交感神经兴奋，从而导致血压升高。

基本上讲，激素或"激素的亲戚（类似激素的物质）"都不是只有一项作用，而是同时具有多项作用。而且，各种作用之间会发生相互关联。

（2）燃烧脂肪：脂联素（adiponectin）

另一种由脂肪细胞分泌的"对身体有益的物质"是脂联素。

脂联素和脂肪细胞因子的英语名称有点像，大家不要混淆，它们之间的关系是："脂联素是脂肪细胞因子的一种。"

脂联素的英语名称"adiponectin"由"adipo（词根：脂肪的）"和"nectin（连接蛋白）"组合而成。顾名思义，它是由脂肪组织产生，在脂肪间起连接作用的一种连接蛋白。

简单地讲，脂联素具有燃烧脂肪的作用。

而且，和瘦蛋白一样，内脏脂肪的增加，会导致脂联素分泌量的减少。由此，我们就能理解为什么"越是肥胖的身体，越不容易瘦下来"。

脂联素还可以改善肝脏的代谢、抑制炎症、防止心脏肥大、动脉硬化、降低糖尿病风险等，好的作用数不胜数。

听说脂联素对身体健康有如此多的好处，肯定有朋友会问了："既然脂联素这么好，那能不能通过保健品或药物来补充呢？"非常遗憾，现在还没有。

也就是说，"想瘦的话就需要脂联素！"可是，要想增加体内的脂联素，需要"先瘦下来"。这又陷入一个矛盾的循环……

另外，其他的脂肪细胞因子，也不只有单一的作用，而是同时具有多种功能，而且各种功能之间彼此关联。感觉就像，一个脂肪细胞因子的这种功能出现了，另外一种功能就可能会受到抑制，而其他功能也可能跟着受到抑制，当然也有可能增加。不同的脂肪细胞因子间的关系就是如此纷繁复杂，牵一发而动全身。

　　要想把已知的脂肪细胞因子讲清楚，我估计需要好多本像词典一样厚的书才行。

　　而且，关于脂肪细胞因子是最近才开始引起科学家关注的，关于脂肪细胞因子的研究也是近些年才开始的，所以还有很多未知的谜题有待解答。

对于那些号称"能减肥的保健品"
要提高警惕

　　在前一小节，看到我说没有可以提高脂联素的保健品和药物，可能有朋友会反驳我，说："什么？我就在药店里看见过可以提高脂联素，来帮人减肥的保健品。"确实，市场上充斥着很多打着"提高脂联素"旗号的保健品。

　　但是，它们都是骗人的，对使用它们的人最多只有心理安慰作用。无一例外，全部是骗人的。

　　像这种把"减肥""瘦身"当作噱头的保健品实在太多了，但非常遗憾的是，它们基本上都没有效果，即使有，也只有一丁点。

　　人都有惰性，不想辛苦，怕麻烦，还不愿多思考，只要看到"只要……就能够轻松减肥"的宣传语，就会毫不犹豫地去买。

　　但是，在这里我敢断言"只要……就能够轻松减肥"都是错误的！人只有做了各种努力，才能健康地瘦下来。为什么？因为这是由我们的身体构成决定的。

举例来说，有人提倡"只吃蔬菜的减肥法"。人只吃蔬菜，确实可以瘦下来，但这种方法只会造成能量不足、蛋白质不足。

体重虽然减轻了，但人也不健康了，最终的结果是因营养不良导致各种疾病的出现。还有那种说"把肉替换成豆制品的减肥法"，也是导致营养不良的错误方法。

要说替换的话，我们应该摄入更多的乳清蛋白和人体必需的氨基酸。但是，豆制品中所含的植物蛋白质不容易被人体吸收，所以只吃豆制品，还是会引起蛋白质不足。认为"植物性食物才健康"的观念，其实存在重大偏见和错误。

原本就蛋白质不足的人，如果只吃植物性食物，就会导致蛋白质进一步地缺乏。如果不认识到这一错误，他们还会认为："我吃了那么多豆制品，怎么还缺蛋白质？看来是吃得不够。"然后吃更多的豆制品，反而最后陷入蛋白质不足的恶性循环。

我所说的那些没有效果的减肥保健品，大多数都是宣扬"植物成分配方"，让人陷入营养不良的陷阱。

近年来，对于"没有效果的减肥保健品"，商家的营销手段可谓层出不穷，他们善于利用消费者渴望减肥的心理，煽动消费者的欲望，夸大商品效果，提高消费者对保健品的信任感，从而大肆获利。在商家的宣传煽动之下，消费者脑内开始分泌"多巴胺"，多巴胺让消费者产生"自己即将减肥成功的预感"。

消费者的这种"预感"就是商家追求的目标。当消费者产生成功的预感，就会有强烈的冲动袭来，为了实现这种预感，必须马上行动起来。可即使吃了那些无用的保健品，也不可能减肥成功。

　　因为强烈的渴望或冲动而购买的商品，结果买回去不久就对它产生了厌倦感。我想很多朋友都有过类似的经历。因为当我们把渴望的东西弄到手之后，从愿望达成的瞬间开始，多巴胺带给我们的"预感"就消失了，所以也就没有更多的喜悦了。

　　实际上，以前在治疗脑部疾患的时候，有一种手术是在脑内埋设电极，通过控制电极放电，来刺激脑内分泌多巴胺，以缓解症状。可是，当多次放电刺激之后，患者的脑内就不会在电流的刺激下分泌多巴胺了，"幸福的预感"也不会如期而至，反而会产生焦躁不安的情绪。因此那种治疗方法早已废止。

　　多巴胺可以激发我们"强烈的欲望或冲动"。但那些经营"毫无作用的减肥保健品"的商家，在宣传中有意识或无意识地利用了多巴胺的作用，就是为了激起您购买他们的产品的欲望或冲动。

　　多巴胺的作用很厉害，但对付它也很简单。"暂时让它离开自己的视线 10 分钟"，就这么简单。一时的冲动，只要脱离 10 分钟就可以让我们回归理性。

　　现实中，有人每个月要花数千甚至数万日元购买那些如同"心理安慰剂"一般的"减肥保健品"。除了心理安慰，它们大多数没有任何效果。

　　所以，我建议大家不要再买那些"心理安慰剂"了，不如花更少的钱买乳清蛋白、维生素、矿物质来吃。这些营养剂的保健作用，有坚实的医学理论和实验数据作为支撑，保证对健康有积极的作用，而且没有副作用。

　　另外强调一点，我和任何保健品公司也没有利益关系，我是站在客观、公正的角度，单纯地从健康的角度出发，为大家介绍减脂、保健的方法。

有些男性即使不肥胖，也不能完全
排除内脏脂肪的风险！

"我并不胖，所以内脏脂肪应该和我没什么关系。"有这种想法的男性朋友不在少数，可是，并不能因为自己不胖，就完全排除内脏脂肪的风险。实际上，有不少人 BMI 不足 25，内脏脂肪的面积却超过 100 cm² 。而且，这种情况基本上都发生在男性身上。也就是说，只根据"身高和体重"，还无法准确地判断一个人是否健康。

前面讲过，女性更容易堆积皮下脂肪，但男性肥胖者大多有内脏脂肪的隐患。皮下脂肪对健康几乎没有不良影响，但内脏脂肪就不一样了，它对人体健康存在很大的威胁。所以，即使不肥胖的男性，也不能麻痹大意，要时刻警惕内脏脂肪。

我们来看一组数据，40~49 岁的男性中内脏脂肪面积超过 100 cm² 的比例达到 37.2%，而 50~59 岁的男性更是高达 42.2%。从比例上看，情况还是非常严峻的。

第 **3** 章

防止内脏脂肪
增加的方法

——消除"让内脏脂肪增加的身体反应"

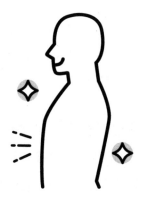

　　读到这里，相信大家已经了解引起内脏脂肪增加的元凶。接下来，我就要讲防止内脏脂肪增加的方法。

　　其实，不让内脏脂肪增加的方法很简单。增加内脏脂肪的元凶是糖质，那么只要不摄入糖质，就可以防止内脏脂肪增加了。当我们摄入糖质后，刺激体内胰岛素的分泌，从而造成内脏脂肪的增加。所以，减少内脏脂肪的第一步就是要切断这个连锁反应。

 肥胖激素"胰岛素"分泌量增加的分歧点

　　那么，我们摄入多少糖质，才能促使胰岛素的分泌量增加呢？

　　至于摄入多少糖质会增加胰岛素的分泌量，和人的身体状况、事前是否做过运动等能量消耗状况有直接的关系。对事前没有做运动的成年人来说，摄入 5 g 糖质就可以促使胰岛素的分泌量增加。

另外，我不说胰岛素"分泌不分泌"，而说分泌量"增加不增加"，是有原因的。前面我讲过，人体内如果胰岛素含量为零的话，人是没法生存的。因此，为了维持正常的生命活动，人体在任何时候都会分泌少量的胰岛素。

根据不同情况逐步限糖的方法

胰岛素有增加内脏脂肪的作用，只要摄入 5 g 以上的糖质就会促进胰岛素分泌量的增加。因此，为了防止内脏脂肪增加，我们"每顿饭摄入的糖质应该控制在 5 g 以下"。

这就是所谓的"断糖"，但是，我已经猜到大家的想法——"这难度也太大了吧！"因为要实现每餐糖质摄入不足 5 g，首先不能碰米饭、馒头、面条等主食，调味料也只能吃一点点盐，其他的都不能吃。另外，市面上销售的所有含糖加工食品，也不能吃。只有这样严格地控制糖质摄入，才是最健康的饮食方法。可是，现实中大多数人都不了解，即使了解，也很难做到。

 比较容易的方法是"将一餐摄入的
糖质控制在 20 g 以下"

比较现实、容易做到的限糖方法是"将一餐摄入的糖质控制在 20 g 以下"，我将其称为"基本限糖法"。这样的饮食方法，可以比较好地抑制血糖值的急速升高。

　　要将一餐摄入的糖质控制在 20 g 以下，主食不能吃，但调味料里允许有一点糖。

　　所谓"限糖"的标准，一般就是指"将一餐摄入的糖质控制在 20 g 以下"。"限糖"虽然比完全"断糖"的效果要差一些，但其好处就是门槛相对较低，人们容易坚持。

"一餐摄入糖质 40 g"没有减少内脏脂肪的效果

　　对大多数朋友而言，因为以前在饮食中摄入了大量的糖质，因此产生了"糖质依赖"。如果再有蛋白质严重不足的情况，可以先从"一餐摄入糖质控制在 40 g 以下"做起。我将这种方法称为"宽松限糖法"。具体做法是在前面"基本限糖法"的基础上"可以吃少量的主食"。

　　一餐 40 g 糖质，虽然比以前放开吃主食摄入的糖质要少，但 40 g 糖质对身体来说也不算少了。

　　宽松限糖法，多半会使内脏脂肪在减少和增加之间不断地反复，总体并不能减少内脏脂肪。所以我不太推荐这种限糖法。

　　像这样不彻底地戒断主食，会让我们一直摆脱不掉对糖质的依赖，这也是宽松限糖法的缺点之一。

　　后面我会讲到"虚假的饱腹感"，而宽松限糖法无法让我们消除虚假的饱腹感，从而使我们对糖质始终存在渴望，要克制这种渴望是非常辛苦的，会给我们增加不必要的精神压力。

 断糖和戒烟一样，"一次性完全戒断"的成功率更高

对于戒掉各种各样的依赖症，我们常有一种错觉，认为"逐渐减少"比"一次性完全戒断"更容易成功。实际上，人如果不能一次性戒断的话，就永远无法摆脱依赖症。

拿戒烟来说，有些朋友想采用逐渐减少吸烟数量的方式来实现完全戒烟的目标，可结果大多以失败告终。这些戒烟的朋友一边克制自己的烟瘾，一边又少量地吸烟，让烟瘾一直挥之不去。而且，他们克制的结果是往往会引起反弹，最后又恢复到以前的吸烟量，甚至还会"报复性消费"，比以前吸得更多。所以，只有从决定吸烟那刻开始，就果断地一支也不吸，才有可能大获全胜，彻底地摆脱烟瘾的纠缠。

换成戒酒的话，就更容易理解了。如果一个人下决心说："我要摆脱酒精依赖症！"可他只是每天少喝一点，但一直天天喝。

结果其实是很容易想象的，那就是永远戒不掉。

而且，并不是所有人都能做到"一直保持坚强的意志"，谁都有意志薄弱的时候。

当结束一天的工作，疲惫不堪的时候，肯定忍不住想喝一杯解解

乏；和家人吵架，心情烦躁的时候，也总想点上一支烟消消愁；肚子饿的时候，走进便利店，目光也会不自觉地落在面包、蛋糕、小食品上；看电视的时候，不经意间看到美味的食品广告，也会走向冰箱，找些食物来解解馋……非常遗憾的是，街上、电视里、网络上，到处都充斥着糖质。要想不去关注那些糖质，我们事先要做很多心理建设，并且必须花很大的精神力量来集中自己的注意力。

当含有糖质的食物映入我们眼帘的瞬间，脑内就会立刻分泌能够带给我们快乐的神经传导物质——多巴胺，让我们进入一种"不吃到它就坐立不安"的状态。这就是我们人脑的构造，是自己无法对抗的。我想大家多多少少都有过类似的体验。我以前见到含糖食物，就常会呈现出不吃掉它不罢休的状态。关于糖质及如何摆脱糖质依赖，我将在下一章为大家详细地讲解。

人如果强烈地克制自己对糖质的欲望，就可能在某一时刻报复性地摄入糖质。因为每个人都有意志薄弱的时候。而且，现在社会上到处都充满了糖质，诱惑实在太大了。

宽松限糖法做起来比较容易，但要长期坚持没那么简单。一开始可以在一段时间内减少内脏脂肪，但只要意志稍微不坚定，摄入了多余的糖质，内脏脂肪还会增加回来，甚至比以前更多。

所以，我基本上不推荐宽松限糖法。只有老年人，或实在做不到"基本限糖法"的人，才可以使用宽松限糖法。

但宽松限糖法也只是一个起步阶段，坚持一段时间之后，还是要过渡到基本限糖法的。

三种控制糖质摄入的方法，对于减少内脏脂肪的效果如下所示：

断糖 > 基本限糖 > 宽松限糖

不管付出多少努力，但只要继续大量地摄入糖质，内脏脂肪就无法减少。要想减少内脏脂肪，一个大前提就是不要让内脏脂肪继续增加。您如果真心想减少内脏脂肪，至少应该从"基本限糖法"做起，效果一定不会让您失望。

糖质的真面目——让脂肪细胞"增加"和"变大"

通过前面的学习，我们知道了人在摄入糖质之后，身体会分泌肥胖激素——胰岛素，从而使内脏脂肪不断地增加，结果导致人变胖。

可是，这所谓的糖质，到底是个什么东西呢？

甜的食物？不对。实际上有很多糖质并不甜。

关于糖质，可能很多朋友觉得自己大体了解一点，但若问他们："糖质到底是什么？"他们又无法说清楚。

这就是"一知半解"，感觉自己明白，可是又不完全明白，而且不明白的地方有很多。实际上，科学家也尚未把糖质研究透彻，不过近年来取得了一些突破性的进展。

接下来，我们就来看一下糖质究竟是什么，它进入人体后会发生什么，以及它进入人体细胞之后又会发生什么。

在本小节接下来的部分中，我首先为大家介绍与糖质相关的用语。带"糖"的用语有很多，很容易混淆，我先给大家梳理清楚各种"糖"，以后您就不会见"糖"发蒙了。

　　在本小节的后半部分，我将讲解与代谢相关的知识。表面看起来，代谢似乎和"减少内脏脂肪"关系不大，但实际上它们之间的关系非常密切。了解代谢知识之后，您也许会恍然大悟："原来如此啊！"代谢知识是非常有用的。

　　为了减掉内脏脂肪，最重要的一点是"掌握正确的知识，并学会根据自身的情况制订正确的减脂方案"。

与"糖"相关的 4 种基本用语

　　与"糖"相关的用语，您只要记住 4 种最基本的就可以了。

　　（1）碳水化合物 = 糖质 + 膳食纤维

　　（2）糖质 = 单糖类（葡萄糖、果糖等）、二糖类（蔗糖、乳糖等）、多糖类（淀粉等）

　　（3）糖类 = 单糖类、二糖类

　　（4）糖分：日常俗语，没有明确定义

　　只要了解以上用语，我们对糖质的理解就不会出现偏差。

　　曾经有人问我："我已经开始限糖了，但碳水化合物可以不用限制吧？"

　　如果您了解糖质相关用语的分类、范围，这个问题您都可以回答他。碳水化合物是由糖质和膳食纤维构成，所以限糖一定要限碳水化合物。

　　我给出的回答是："要限制糖质的摄入，但不用限制膳食纤维的摄入。"可是我们无法将碳水化合物中的糖质和膳食纤维进行分离，因此只能少吃或不吃碳水化合物。

另外，二糖类也是容易被混淆的一类，而且，在日常生活中我们也常会接触到二糖类，所以我要单独介绍。二糖类是"由 2 个单糖构成"的。

具有代表性的二糖类有以下几种：

乳糖 = 葡萄糖 + 半乳糖

蔗糖 = 葡萄糖 + 果糖

麦芽糖 = 葡萄糖 ×2

在食品包装袋的营养成分表中，我们偶尔也会看到"海藻糖"的名字，它也是葡萄糖 ×2。

还有一种糖您可能听说过，叫"低聚糖"。听名字，似乎感觉这种糖含糖量比较低，好像对身体没什么坏处。其实它是多个单糖结合在一起形成的（分子量为 300~3000）。

低聚糖的英语名字是"oligose"，"oligo"来自希腊语，是"少"的意思。低聚糖还有一个别名，叫"寡糖"。通常情况下，包括二糖在内，一直到二十糖（二十个单糖结合在一起），都称为低聚糖。

也就是说，乳糖、蔗糖、麦芽糖都属于低聚糖。看来，低聚糖在我们的生活中很常见。

另外，因为低聚糖包括二糖到二十糖，所以可以说，低聚糖的种类简直数不清。

举例来说，牛奶中就含有大约 130 种低聚糖。

在对别人进行解释的时候，如何区分糖质和碳水化合物？

通过前面的学习，您已经了解有关糖质的分类，但在给不了解的人进行解释说明的时候，您需要注意以下问题。

举例来说，我在接诊患者的时候，对他们进行饮食指导，我说："要限制糖质摄入。"这样的说法从理论上讲完全没有问题。但患者的反应往往是："好的，我不吃甜食就是了。"

遇到这种情况，说明患者不太了解有关糖质的概念。这时可以给他们详细地讲解糖质的分类，比如，"也有不甜的糖质，碳水化合物就是由糖质和膳食纤维组成的……"但也可以直截了当地讲："米饭、馒头、面条等碳水化合物虽然不甜，但也含有大量糖质，所以也要控制摄入量。"或者一开始就直接说："要控制碳水化合物的摄入量。"这样可能更有利于患者理解和操作。

另外，在大部分朋友的观念中，认为"水果是健康的""蔬菜是健康的"，都可以敞开吃。但非常遗憾的是，水果容易使人发胖，提升血糖值的作用也是比较强的。关于蔬菜，要看种类，根类和根状茎类的蔬菜，含糖量也不低。

以前还流行过一种奇特的健康理论，认为"果汁只要是透明的，就是有益健康的"。这也是不科学的观念。果汁不管多么清澈透明，也是含有大量的果糖的。人喝多了这样的果汁一样会长胖。

水果、根类、根状茎类蔬菜、果汁含糖量都不可小视，摄入多了会让我们身体淤积脂肪，所以都应该控制摄入量。

 "零糖"的标签富有欺骗性

在市售的加工食品外包装上，我们经常能看到"零糖"的宣传标签。但是，见到这种标签，我建议您一定要提高警惕！带有这种标签的加工食品，只是不含单糖类（葡萄糖、果糖等）和二糖类（蔗糖、乳糖等），但大多是含有多糖类（淀粉等）的。

"零糖"这样的宣传语，本身就具有迷惑性和欺骗性，因此使用这个标签，就说明商家不诚实。

其实"零糖"加工食品都添加了多种食品添加剂。成分显示中会突显"不添加蔗糖"，因为他们知道，大多数消费者认为不添加蔗糖，就是"零糖"，就是健康的。但是我建议大家，不要购买、食用那些打着"零糖"旗号的加工食品。

不过，"零卡（卡路里）"食品，是值得信赖的。话虽如此，即使是"零卡"食品，也添加了多种食品添加剂，也要注意摄取量和摄取频率。

糖质让胃停止工作?!

我们摄入糖质之后，经过牙齿的咀嚼，通过食管进入胃肠，在肠道被吸收。这个过程大家可能都了解。但关于消化、吸收更多的细节，恐怕只有医疗工作者、保健师、营养师才知道了。

我们用"消化、吸收"就将人体摄入、吸收营养的过程高度概括了，但其实在这个过程中，发生了很多事情。

首先，我们通过物理的力量将食物切割成小块，这一工序在口腔完成，由牙齿负责。同时，我们的唾液腺会分泌一种名为"淀粉酶"的消化酶，将食物中的淀粉消化；还会分泌一种名为"麦芽糖酶"的消化酶，将食物中的麦芽糖分解成葡萄糖（单糖类）。

然后，食物再通过食管进入胃里，实际上，胃并不会分泌分解糖质的消化酶。所以，当糖质进入胃里之后，只会妨碍胃壁的蠕动，并不会被分解。

在大家的印象中，可能觉得胃可以消化所有食物，但实际上胃是不会消化糖质的。不仅如此，糖质还会引起胃的"糖反射"反应，让胃的消化工作停滞下来。因为摄入高浓度糖质后，在胃液的作用下胃的蠕动会变弱 15 分钟以上，而且最初的 5 分钟，胃是完全停止蠕动的。

如果摄入过多糖质，糖质在胃里滞留时间较长的话，就容易引起反流性食管炎、胃灼热、胃胀、食积等问题。

当然，像米汤、果汁等液体糖质，在胃里滞留的时间不会太长。通过胃镜检查，我们发现了这一现象。

在对空腹患者进行胃镜检查的时候，我们发现患者的胃中只残留有糖质和膳食纤维。有的时候，需要再过 2~3 小时，患者的胃里才会全部清空，但有的时候，糖质会滞留更长的时间。

当有食物进入我们胃里的时候，胃会分泌胃液。但如果摄入大量糖质时，就会引起糖反射反应，减弱胃的蠕动，这种时候很容易发生胃液反流。胃液反流到食管，对食管造成侵蚀，就形成了食管炎。胃灼热的感觉也是胃液反流造成的。

当初我不了解糖质的危害，对糖质食物的摄入量不加控制，身体已经达到了 2 度肥胖状态。那时的我，几乎每天都被胃灼热的症状困扰，为了缓解胃灼热的痛苦，每天都要吃抑制胃酸的药物。可当我限糖之后，胃灼热的症状就再也没出现过，我也摆脱了抑制胃酸的药物。"过剩的糖质是万病之源"，胃灼热就是其中之一。限制糖质摄入之后，也可以大大地降低发生反流性食管炎的风险。

宿醉也与糖质摄入过多有关。因为胃里残留了糖质，延缓了酒精的吸收，所以才会使人醉到第二天。

讲完了糖质对胃的危害，我们再看看肠。

从大的方面说，我们的肠可以分为三部分：小肠（十二指肠、空肠、回肠）、大肠、直肠。糖质主要是在小肠中的空肠部位被消化的。空肠占小肠总长的五分之二左右，因为食物会相对较快地通过这部分小肠，所以这部分大多数时间是空的，所以才得名"空肠"。

糖质在被吸收的时候，基本上已经被分解为单糖的状态，然后随着血液被运送到肝脏。此时，**"血液中葡萄糖的浓度"，就是大家熟知的"血糖值"。**

肠道吸收的葡萄糖等营养由谁来运输呢？由静脉运输，这些负责运输营养的静脉叫作"门静脉"，这是运输营养物质的专用路线。不仅是糖质，氨基酸等营养物质也是由门静脉运输到肝脏的。但是，脂肪不是由门静脉运输的，而是由淋巴管运输的。

我们再回到葡萄糖的话题。被运输到肝脏的葡萄糖，有 50% 左右就直接储存在肝脏里。但是，葡萄糖如果以它原本的状态出现在肝脏中，那对身体来说就是一种"毒物"。因为它会附着在周围的细胞上难以分离，而且，如果葡萄糖的浓度太高的话，还会吸收周围组织的水分。

所以，葡萄糖会先转换成糖原的形式，再储存在肝脏中。糖原可以根据需要再转换成葡萄糖，从肝脏中释放到血液里。

葡萄糖从肝脏进入血液后，由静脉将其输送到心脏，再经由动脉输送到全身各处。准确地说，整个过程应该是：小肠→门静脉→肝脏→静脉→心脏→肺→心脏→动脉→全身。

全身的细胞从血管中获得葡萄糖，将其作为能量之源。

细胞中有葡萄糖专用通道

我们经常能看到一种说法叫"细胞吸收葡萄糖"。那么，细胞是如何吸收葡萄糖的呢？

细胞应该不会"吞噬"葡萄糖，感觉应该是"吸收"，但通过什么方式吸收呢？

细胞确实可以通过细胞膜来吸收某些物质，比如，氧气和二氧化碳。氧气和二氧化碳会在"浓度高"的一边通过细胞膜自动进入"浓度低"的一边。而且，以这种方法透过细胞膜不需要任何能量，是自动穿过的。

那么葡萄糖是如何穿过细胞膜的呢？它不会像氧气、二氧化碳那样自动穿过细胞膜，细胞膜上有专门供葡萄糖使用的专用通道。细胞膜上葡萄糖的专用通道叫"GLUT"。GLUT 是"glucose transporter"的缩写，中文名字叫"葡萄糖转运蛋白"。GLUT 有很多种，以前认为有 7 种，现在发现 13 种，分别是 GLUT1~12 和 HMIT。

这 13 种 GLUT 中，特别出名的是"GLUT1"和"GLUT4"，我也主要介绍这两种葡萄糖转运蛋白。

 葡萄糖的通道"GLUT1"

GLUT1 和其他通道有一个明显的区别，就是"没有胰岛素，葡萄糖也可以通过'GLUT1'进入细胞"。

也就是说，**细胞膜上有 GLUT1 的话，即使没有胰岛素，葡萄糖也可以被吸收到细胞内。人体中有一些组织优先使用糖质作为能量，而 GLUT1 就主要存在于这类组织细胞的细胞膜上。比如，红细胞、脑、肾脏、癌细胞等。**

前面我说 GLUT1"主要存在于"上述组织细胞，其实基本上所有细胞都有 GLUT1，只是存在比例有高有低而已。以红细胞为例，红细胞内没有可以将脂肪转换为能量的线粒体，因此红细胞的能量来源只有糖质。所以，红细胞的细胞膜上 GLUT1 存在的比例最高。

另外，当人处于饥饿状态时细胞膜上的 GLUT1 会增加，癌细胞上的 GLUT1 也很多。各种癌细胞都以葡萄糖为能量源，葡萄糖的代谢产物会使癌细胞增殖。而帮癌细胞吸收葡萄糖的就是 GLUT1。

在研究机构的实验室里，可以检查 GLUT1 的数量，但在一般医院里还达不到这样的检查水平。

葡萄糖的通道 "GLUT4"

GLUT4 多存在于肌肉中的骨骼肌、心肌，以及脂肪细胞上。同样是肌肉，但像肠胃、血管、膀胱等平滑肌的细胞上，就没有那么多 GLUT4。

GLUT4 的特点刚好与 GLUT1 相反，只有在"有胰岛素的时候"GLUT4 才会帮细胞吸收葡萄糖。而且，与 GLUT1 不同，GLUT4 通常位于细胞"内部"。当有胰岛素的时候，GLUT4 会从细胞内部移动到细胞表面，也就是细胞膜上，以便血液中的葡萄糖通过 GLUT4 进入细胞内。 细胞中的"葡萄糖通道"竟然可以根据情况进行移动，是不是很有画面感？

但是，关于"GLUT4 在细胞内部和表面之间进行移动"的现象，科学界尚处于研究阶段，还有很多问题没有得出结论。

葡萄糖的通道 "SGLT"，还有以它命名的 "减重降糖药"？

除了 GLUT,在小肠和肾脏中有一部分细胞还有一种名叫"SGLT"

的专用通道。但 SGLT 是钠和葡萄糖两种物质的专用通道。

SGLT，我想不少朋友都听说过，因为近年来有一种"可以减重又能降糖的药物"很出名，叫"SGLT2 抑制剂"。

当具有 SGLT 的细胞外面有很多钠的时候，钠通过 SGLT 进入细胞内时，葡萄糖也会和钠一起进入细胞。像这种能够同时转运多种物质的蛋白，我们人体里有好几种，我们统一把它们称为"共转运蛋白"。

SGLT 分为两种，分别是 SGLT1 和 SGLT2。肾脏细胞的细胞膜上，主要存在的是 SGLT2。

SGLT2 抑制剂就是抑制 SGLT2 的作用，让葡萄糖随尿排出体外，从而降低血糖值。SGLT2 抑制剂不仅有降血糖的作用，还有预防心脏、血管疾患的作用，因此近年来备受关注。

不过，SGLT2 抑制剂也可能带来脱水、心肌梗死、脑梗死、酸中毒等副作用。而且，它减轻体重的作用也比较有限，只能减重几千克，所以不能单纯当作减肥药服用。

SGLT2 抑制剂中有一个数字"2"，但是，不管哪种 SGLT2 抑制剂基本上都会抑制 SGLT1 的作用。而且，不同种类的 SGLT2 抑制剂对 SGLT2 的抑制强度也是不同的。

近年来 SGLT 受到医学界的关注，被视为一种重要的共转运蛋白。但是 SGLT 还有一段鲜为人知的历史，其实科学家早在 1902年就已经发现了它的存在，它却在随后的半个多世纪里，基本上被人遗忘了。

谁也没想到，被人遗忘超过 50 年的 SGLT，被人研究出 SGLT2抑制剂之后，上市即大卖。SGLT2 抑制剂 2019 年在日本国内的销售额就达到了 700 亿日元。

现实世界中，经常有原本"不起眼的东西""无所谓的东西"突然在某一天变得异常重要。我们身边那些"不起眼的东西""无所谓的东西"，说不定也具有改变世界的力量。

看到关于 SGLT 的药物如此受重视，肯定有人想问："那有没有关于 GLUT 的药物呢？"非常遗憾，到目前为止还没有。因为如果抑制 GLUT 的作用，可能会使身体出现严重的问题。

对 SGLT2 来说，虽然抑制它有副作用，但控制好强度是可以用于人体的疾病治疗的。但是，如果抑制了 GLUT1 的作用，红细胞的细胞就无法获得能量源。红细胞的细胞无法存活，那人的生命也会受到威胁。同样，其他 GLUT 的功能也不能加以抑制。不过，GLUT 抑制剂确实存在，但只用在动物实验中。

胰岛素使人发胖＝让脂肪细胞变大

前面我们学习了细胞中吸收葡萄糖的专用通道，其中讲到了 GLUT4。其实讲 GLUT4 也是为本小节的内容做一个铺垫。之前我一直说胰岛素是一种肥胖激素，究竟是为什么呢？其实从 GLUT4 的功能上，大家也可以找到原因。

"脂肪细胞有很多 GLUT4。"

"没有胰岛素，GLUT4 就不会吸收葡萄糖。"

以上两点已经可以很明显地说明胰岛素使人发胖的原因。

所谓"肥胖"，其实是体内的"脂肪细胞变大"的结果。而且，

如果 BMI 达到 27 以上，那么人体的脂肪细胞不但很大，而且脂肪细胞的数量也增加了。

人体的 BMI 超过 27 以后，脂肪细胞的体积不仅变大了，数量还增加了，所以人的体重也会增加。也就是说，这个时候尤其要引起重视的是，**"脂肪细胞的数量"增加了。**

当胖到一定程度之后，人就很难瘦下来，其背后的原因就是"脂肪细胞数量增加了"。

另外，科学家研究发现，只有当脂肪细胞的体积增大到一定程度之后，脂肪细胞的数量才会增加。

（参考：https://jams.med.or.jp/event/doc/124071.pdf）

而且，要让脂肪细胞储存如此多的营养，胰岛素的作用不可或缺。**在胰岛素的作用下，脂肪细胞持续吸收葡萄糖，导致脂肪细胞的体积变大、数量增加。正因如此，胰岛素才被称为肥胖激素。**

另外，我们吃进去的脂肪食物，要想储存到脂肪细胞中，也与胰岛素有关。

反过来说，**如果没有胰岛素的话，脂肪细胞就不能持续吸收葡萄糖，人也就不容易胖起来。**

本书的中心主题就是"消除内脏脂肪"，从这个主题大家也能看出来，本书的主角就是胰岛素。

脂肪细胞的数量有减少的可能吗？

脂肪细胞的体积增大，人会发胖，那关于脂肪细胞的数量，是什么情况呢？

以前，我们常能听到一种观点，认为"人体脂肪细胞的数量，在孩提时代就已经确定，一生都不会变化"。

但是，最近的研究发现，"脂肪细胞的状态是会改变的"。而且，下面的一项研究显示，根据人体肥胖的程度，脂肪细胞会发生各种各样的变化。这是一项"通过显微镜对100多个人的脂肪细胞进行观察"的研究，结果的可信度比较高。

日本佐贺大学教授（当时）杉原甫在2003年召开的日本医学研讨会上，以《肥胖的科学》为题发表论述称："人体肥胖是按'肥大优势→肥大、增殖→增殖优势'的顺序发展的。"
（参考：日本医学会　第124次日本医学研讨会演讲概要《肥胖的科学》P71-81）

BMI是本书多次提到的一个健康指标。BMI的计算公式如下所示：

BMI ＝ 体重（kg）　÷　身高（m）　÷身高（m）
例: 身高160 cm（=1.60 m）、体重60.0 kg的人
他的BMI＝60.0÷1.60÷1.60≈23.4

杉原甫教授的研究表明，根据BMI数值可以大体判断出身体脂肪细胞的状态。当BMI在20~22时，人体处于标准体重，此时身体脂肪细胞基本上是球形的，直径为70~90 μm（微米）。

当BMI达到27~30的时候，脂肪细胞的体积增大，直径达到

100~140 μm。而且，脂肪细胞的排列更加密集，虽然形状还是球形，但细胞之间已经没有空隙。就像玉米粒一样，一粒一粒地紧挨在一起。

当 BMI 升高到 30~39 的时候，脂肪细胞的体积进一步增大，玉米粒状态变得更加拥挤，而且，脂肪细胞的数量开始增加。而当 BMI 突破 40 之后，脂肪细胞的数量会出现大幅增加。通过显微镜观察，发现在这个时候小型脂肪细胞和纤维芽细胞都增加了。

 脂肪细胞的寿命有 10 年

当 BMI 超过 30 之后，人想瘦下来就会变得非常困难。

此时只缩小脂肪细胞的体积，并不能彻底地摆脱脂肪，所以还要减少脂肪细胞的数量。

那么，脂肪细胞会在多长的时间内减少呢？我们首先得来研究一下脂肪细胞的寿命。

2008 年，瑞典的研究人员通过长期研究，计算出脂肪细胞的寿命，大约是 10 年。

（参考：https://www.jasso.or.jp/data/message/message_1701.pdf）

也就是说，BMI 超过 30 的人，"通过控制饮食，可以在一定程度上缩小脂肪细胞的体积，从而减轻体重（需要经过数月至数年时间）。但如果想继续减重，就必须减少脂肪细胞的数量，这个过程可能要花上10年的时间"。

可见，过于肥胖的人，减重瘦身是一场持久战。

但是，**虽说脂肪细胞的寿命有10年，但身体里的脂肪细胞又不是同时"出生"的，所以每个脂肪细胞剩余的生命也不同，可能有的剩余生命还有9年，也有的剩余生命只有1年。所以，不会坚持减重瘦身10年后有一天体重突然下降了，而是随着一些脂肪细胞逐渐"死亡"，脂肪细胞的总量不再增加，体重会逐渐减轻。**

毕竟身上过多的脂肪，是长期过度摄入糖质造成的结果，因此也不可能一朝一夕就可以把它们减掉。

那么该如何才能减少脂肪细胞的数量呢？到目前为止，还没有确切有效的研究结果。我们常会在网络上看到一些保健减肥的文章说："减肥（控制饮食和运动）是无法减少脂肪细胞的数量的！"但这种观点也没有令人信服的证据。我认为，既然脂肪细胞可以增加，那应该也可以减少。

而且，有些后天肥胖的人，是因为后天的生活方式造就了"让脂肪细胞数量增加"的条件的，所以，人应该也可以通过改变生活方式，营造"让脂肪细胞数量减少"的条件。我觉得，除了"脂肪细胞到寿命自然死亡"，应该存在让脂肪细胞数量减少的条件。

只是在现阶段科学家还没发现"让脂肪细胞数量减少"的条件。但不管什么样的条件，肯定离不开一个基础——改变饮食。

另外，按照一定的频率（比如，一周一次）进行24~48小时的轻度断食，可以减轻体重。但在这种情况下，体内的脂肪细胞数量是否减少，目前尚没有相关的研究成果。

肥胖的两个原因

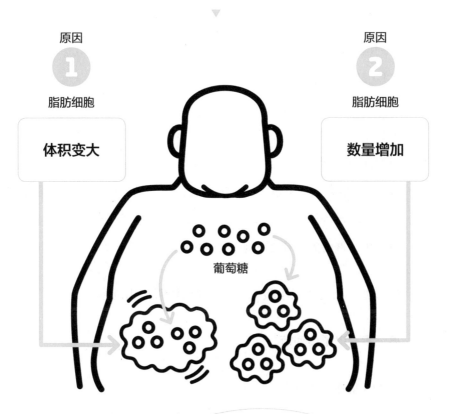

以前大家认为
"脂肪细胞数量只要增加了，
就不会再减少"，
但最近的研究显示，
脂肪细胞的数量存在减少的可能性！

把糖质转换为能量的三个步骤

读到这里，相信您已经了解了两个重点。

（1）减少现有内脏脂肪

→如何将脂肪细胞中储存的能量使用掉？

（2）不让内脏脂肪增加

→如何减少糖质摄入量？

首先，我给大家讲解进入细胞的糖质通过怎样的过程转换为能量。

将糖质转换为能量，在我们体内要经过以下三个步骤：

第一步　糖酵解　代谢场所：细胞质
⇩
第二步　TCA（三羧酸）循环　代谢场所：线粒体
⇩
第三步　电子传递链
⇩
ATP（能量）产生！

上述各个步骤，也叫"代谢路径"，组合起来就是形成酶反应。

在第三步"电子传递链"中，细胞使用的能量——ATP才被生产出来。

第一个步骤"糖酵解"，是在"细胞质"中进行的。接下来的两个步骤"TCA循环"和"电子传递链"是在"线粒体"中进行的。线粒体被称为细胞里的"能量工厂"。也就是说，制造能量的过程是先将原料稍微加工一下，然后送进工厂里制造能量。将脂肪燃烧起来，并将其转换为能量的工厂就是线粒体。因此，为了燃烧内脏脂肪，我们必须首先保证线粒体的正常。

要想让线粒体正常工作，那么，氧、维生素、矿物质、蛋白质（氨基酸）是必不可少的。当身体缺乏上述营养物质的时候，我们的身体不会燃烧糖质，而是分解蛋白质来制造能量。

营养不良，线粒体的功能就会下降，从而造成体内乳酸的不断淤积，使体内变成酸性环境。

体内环境变成酸性，会出现什么状况呢？此时我们的体温会降低，感到倦怠，并对糖质产生渴望。喜欢吃主食，嗜好甜品，都是因为糖质摄入过度导致营养不良的患者经常出现的情况。

人体本身所具备的高效率代谢能力，能够正常运转的前提就是线粒体保持正常。

线粒体的正常工作，可以防止糖质以内脏脂肪的形式积累起来，为此，就要均衡摄入各种营养物质。我经常说"所有肥胖的人都营养不良"，就是出于这个原因。

 摆脱"虚假的饱腹感"

吃入主食、甜品等糖质食物后，我们的血糖值会上升。在这种状态下，人的"抗压能力"似乎有所提高。美国斯坦福大学心理专业的学生曾用自己做过这样的实验。

"当身体能量不足的时候，人会感觉自己好像变成最差的样子了。

但这时如果给他们喝一些可以提高血糖值的饮料，他们又感觉最好的自己又回来了。"

也就是说，血糖值升高后，人感觉自己就变成坚韧不拔、不流于冲动、思考深邃、对世界充满关怀的自己了。

"如同大家想象的那样，当老师在课堂上把研究结果告诉学生之后，学生们个个欢欣雀跃。对他们来说，这是一个完全超出预想的大好新闻。糖突然之间成了人们的好朋友。因为吃巧克力、喝碳酸饮料，更有助于控制自己。"

"学生们非常喜欢这项研究，并踊跃地亲身去验证这个结果。有个学生为了完成一个艰巨的项目，一直吃水果糖。还有一个同学随身携带薄荷糖罐，开会的时候，时不时往嘴里丢一颗，以此来保持专注力。"（节选自《斯坦福大学的自我改变教室》，凯利·马克格尼加尔著，大和书房出版）

另外，大家也知道，吃糖质食物后，人会感到"幸福的感觉"。

什么？我怎么没听说过？

没听说过的朋友，我告诉您，"饱腹感"就是这种"幸福的感觉"。基本上所有人吃进食物后，不会感到饱腹感，而是把糖质带来的幸福感，误认为是饱腹感。不信您可以试一下，只要您坚持一段时间限糖饮食，就可以体会到"食物进入肚子的感觉"和"吃入糖质带来的幸福感"之间的差别。只有摆脱由摄入糖质带来的"虚假饱腹感"，才能摆脱对糖质的依赖。

那么，为什么说摄入糖质后带来的饱腹感（满足感）是虚假的饱腹感呢？摄入糖质后引发血糖值升高而带来的幸福感，难道不属于饱腹感中的一种吗？关于糖质和饱腹感的问题，可以从两方面回答。第一，从人类历史的长远角度来看，饱腹感和幸福感完全是两回事。第二，血糖值升高带来的"幸福感"，本身也是虚假的。

虚假的理由 1：它并不是健全的饱腹感

现代社会中，到处都充斥着白砂糖、精米、白面等精制的糖质。摄入这样的糖质食物后，人的血糖值会迅速地升高。

但是，放眼人类进化的数百万年历史，这种情况以前是从没出现过的。人类如此大量地摄入精制糖质，仅仅是从几十年前才开始的。

现在我们把吃白砂糖、精米、白面当作理所当然的事情，这"理所当然的事情"，从人类的整个历史来看，却是"异乎寻常的事情"。刚开始实施限糖饮食的朋友吃过饭后经常会感觉"好像什么也没吃似的"。相比之下，以前吃了糖质食物才觉得"吃过饭"的感觉，其实就是一种虚假的饱腹感。血糖值迅速地升高所带来的幸福感，被混淆为饱腹感了。

在饮食上限糖之后，餐后的血糖值不会急剧升高。因此，也就不会产生虚假的饱腹感。也正因如此，刚开始限糖的朋友，在吃过饭后总感觉"好像没吃饱"。不过，这才是原本正常的饱腹感。

要想真切地感受到原本正常的饱腹感，在摄入低糖质食物的时候，要有意识地感受食物进入腹中的感觉。只要有意识地去感受，坚持几天的时间，您就能找回原本真实的饱腹感。在找到这种感觉之前，尽量只吃蛋白质和脂肪食物，最好不要摄入糖质。

纯脂肪性食物，比如，黄油、牛油等，它们的糖质含量几乎为零。糖质含量少的蛋白质性食物，比如，某些坚果、牛肉、鱼肉等。关于详细的食物营养成分，我将在第八章为大家详细地介绍。

 虚假的理由 2：血糖值升高带来的幸福感，
本身就是一种虚假的感觉

近几十年来人类大量地摄入精制糖质食物，从整个人类历史来看这属于一种异常事态，所以糖质带来的幸福感被人误以为是饱腹感。这是一种虚假的感受。另一方面，血糖值升高所带来的"幸福感"本身也是一种"虚假的感觉"。

摄入糖质食物造成血糖值升高，会促进人脑内多巴胺的分泌。

大脑中有一个部位叫作"侧坐核"，它被称为人的"快乐中枢"，多巴胺会对侧坐核形成刺激，产生幸福感。可是我们知道，多巴胺所带来的幸福感并不是真正的幸福感，而只是对幸福的一种"预感"。我们认为多巴胺是和幸福感相关的一种激素，但它能带给我们的并不是幸福感本身，而只是对幸福感的一种预期。

也就是说，多巴胺可以给我们带来一种"再过一会儿幸福就会来临"的强烈感觉，但实际上之后幸福并不会来临。

如何能摆脱虚假的饱腹感？

我十分渴望在吃饭后获得那种"虚假的饱腹感"！这是糖依赖症

患者的主要症状之一。

　　要想持久地坚持限糖饮食，饭后真切地感受到"食物已经进入肚子里"那种真正的饱腹感非常重要。如果一直想要获得"虚假的饱腹感"，那就只有血糖值升高到一定程度才能获得满足，为此就不得不摄入大量的糖质。

　　另外，食物进入胃里到血糖值上升，存在一定的时间延迟。吃饭很快的人，在这个时间延迟内（血糖升高之前），容易摄入更多的糖质。经常听人说"吃得快容易胖"，背后的原理就是在血糖值升高前的这段时间里，人还会摄入更多的糖质。

　　当然，摄入过多糖质，血糖值升高，为了降低血糖值就得分泌大量的胰岛素，而胰岛素会造成体脂肪的不断增加、堆积。

　　另外，分泌大量的胰岛素又会让血糖值急速下降，所以饭后只要两小时，强烈的空腹感又会袭来。

　　这就是喜欢吃糖质食物的人经常疑惑"明明吃了那么多，怎么现在又饿了"的理由。

　　基本不留时间间隔地持续摄入糖质，就会引起上面那样的"负循环"（如下页图中所示）。而这种情况往往会引起高度的肥胖。

　　要想切断这个"负循环"，第一步是停止"过度摄入糖质"。在饮食中限制糖质的同时，还要有意识地去体会"食物进入胃里的感觉＝真正的饱腹感"。另外，当感到饥饿的时候，应该摄入纯脂肪或蛋白质的食物。

　　当非糖质食物进入胃里后，如果我们能感到真正的饱腹感，那说明我们已经摆脱了对糖质的依赖。

过度摄入糖质所导致的"负循环"

▼

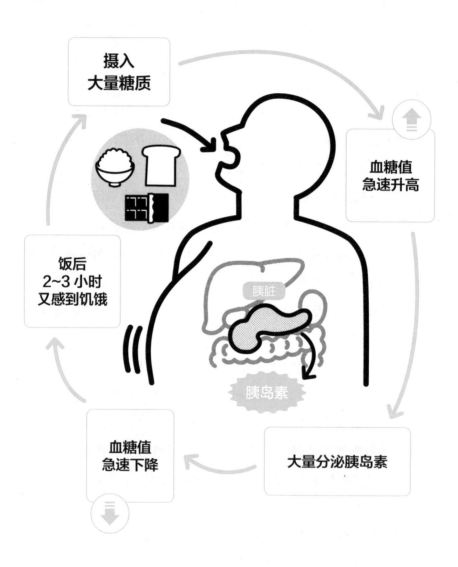

摄入
大量糖质

血糖值
急速升高

饭后
2~3 小时
又感到饥饿

胰脏

胰岛素

血糖值
急速下降

大量分泌胰岛素

第 4 章

为什么会形成"无法燃烧内脏脂肪的体质"?

——哪些营养素可以让燃脂循环运转起来?

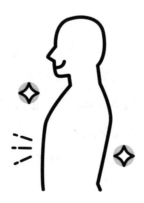

内脏脂肪无法燃烧的人，
全是"营养不良"的患者

通过前面的阅读，相信您已经了解，要想让内脏脂肪不再增加，就要戒掉糖质饮食。

但是，靠限糖饮食，只能让内脏脂肪不再增加，但无法减掉已经存在的内脏脂肪。**因为以前喜欢大量地摄入糖质，并已经堆积了大量的内脏脂肪的朋友，身体早已变成"无法燃烧内脏脂肪的体质"。也就是说，这样的朋友即使想燃烧内脏脂肪，也会因燃烧机构的破坏而无法燃烧。内脏脂肪会一直留在身体里。**

现代社会中，很多人的"脂肪燃烧机构"都出了问题，无法正常运转。

本章我就给大家介绍为什么脂肪燃烧机构会出问题，以及无法燃烧内脏脂肪的体质是如何形成的。

我先给出答案，之所以会形成无法燃烧内脏脂肪的体质，是因为身体中以下的各种营养物质出现了不足。

- **蛋白质不足**

- **铁不足**

- **维生素不足**

- **矿物质不足**

- **肉碱不足**

接下来我们就按顺序逐一地讲解。

脂肪燃烧不正常 1：蛋白质不足

孩子、青年、中年、老年，在日本可以说所有年龄段的人都存在蛋白质不足的问题。

在构成我们人体的成分中，水、蛋白质和脂肪加在一起占了九成。如果人体缺乏蛋白质的话，那么不管使用什么手段，身体状况也无法得到改善。蛋白质如此重要，在日本却受到了空前的忽视。

在本书中，我一再强调：

"蛋白质是最重要的营养物质！"

可很多人对蛋白质的重要性并没有切身的体会，包括一些营养师甚至医生在内，都不太重视蛋白质。

"脂肪的燃烧机构"也是由蛋白质构成的。在蛋白质不足的状态下，脂肪燃烧机构出了问题就无法修复。

人的身体从构筑好的那一瞬间开始，就会出现各种各样的问题。

所以，我们的身体便开始了"破坏、重建"的循环过程。头发、皮肤、血液、内脏等，随时都处在破坏、重建、再破坏、再重建的循环之中。同样，脂肪燃烧机构也时刻处于这种循环之中。

但是，如果体内缺乏蛋白质的话，这个循环是无法正常运转的。好比我们修建了一栋大楼，如果不去维护的话，过不了多久它就会开始破败。

而且，如果蛋白质不足的话，身体故障就会得不到修复、病症得不到治愈。

再有，在蛋白质不足的情况下限制糖质摄入，还会造成身体缺少能量的情况。人体的蛋白质主要通过肉、蛋、乳清蛋白三个途径进行补给。后面我会在"蛋白质脂肪食物"的章节为大家详细地介绍。

蛋白质如此重要，却被如此轻视，导致很多日本人的身体都处于蛋白质缺乏的状态。可以说，除了肌肉发达的人，大部分人都缺乏蛋白质。

人要想肌肉发达，前提就是摄入足够的蛋白质。专业运动员或健身教练等肌肉非常发达的朋友，每天摄入蛋白质的总克数通常都是体重千克数的3倍。举例来说，一个体重60 kg的健身教练，一天摄入的蛋白质就有60×3=180（g）。

对普通日本人来说，每天摄入的蛋白质总克数最多只有体重千克数的1倍。所以，日本人摄入蛋白质普遍不足。**我建议摄入蛋白质不足的朋友，每天摄入的蛋白质总克数至少应该达到体重千克数的2倍。还以体重60 kg的人为例，一天至少应该摄入60×2=120（g）的蛋白质。**

通过这样摄取大量的蛋白质，可以消除蛋白质不足的状况。待身体中不再缺少蛋白质后，可以适当地减少每天的摄入量。可现实中，大部分日本人的身体都还处在缺乏蛋白质的状态之中。

尤其要注意的是素食主义的朋友，长期素食会导致体内蛋白质严重不足，不仅身体会很瘦弱，还会陷入难以吸收蛋白质的恶性循环。

要消除身体缺乏蛋白质的状况，可能需要几年的时间。

脂肪燃烧不正常 2：铁不足

重要性仅次于蛋白质的营养物质是铁。

前面讲了，"脂肪燃烧机构"是由蛋白质构成的。但是，**铁，是脂肪燃烧机构燃烧脂肪所必不可少的营养物质。**

"脂肪燃烧机构"其实只是一个通俗的叫法，准确地讲它应该是细胞内的"线粒体"。地球上的生物处于非常原始的阶段时，细胞内就出现了线粒体。可以说，线粒体和人存在"共生"的关系。您可以把线粒体想象为"细胞中的细胞"。

线粒体的大小为 0.5~10 μm，一个人体细胞中有几百至数千个线粒体。人体由几十万亿个细胞组成，那么我们就有数不清的线粒体。

糖质、脂肪酸、蛋白质就在线粒体中代谢，并在此转换为能量。另外，将蛋白质转换为糖质的"糖质新生"作用，也在线粒体中进行。

人体全身的细胞中，只有红细胞里没有线粒体，其他细胞都有线粒体。从重量上看，所有线粒体的总重量占到了人体中的10%，比例是相当高的。

再回到有关铁的话题，几乎所有女性，以及患有代谢综合征、心理问题的男性，都存在缺铁的问题。但这样的现状，很少有人知道。

之前，我在自己编写的多本书中都提到缺铁对身体的危害，了解到这一情况的编辑老师都去医院或体检机构检查了自己体内的铁，结果都缺铁！可以说，想在日本找到一位不缺铁的女性，是一件非常困难的事情。

由此可见，缺铁在日本是多么严重而普遍的不健康现象。但是，很少有人了解缺铁的危害，而且，他们还在缺铁所造成的各种病症中痛苦地度日。

 缺铁的恐怖之处

日本有如此多的人缺铁，和"日本固有的一些现象"直接相关。

（1）食物中不添加铁

（2）医疗机构对缺铁缺乏判断

（3）推崇植物性食物

（4）日本独特的奇怪补铁剂

（5）从母亲那儿遗传来的铁不足

接下来我就按顺序逐一地讲解。

 缺铁的原因 1：食物中不添加铁

大家知道吗？在欧美国家，面粉加工厂有义务在制售的面粉中添加铁。很多国家把在食品中添加铁作为增加国民体质的一项国策。

世界各国在食品中添加铁的状况如下所示：

面粉：美国、加拿大、英国、瑞典、土耳其、泰国、斯里兰卡、中南美洲等 22 国

精制糖：危地马拉

玉米粉：委内瑞拉、墨西哥

盐：摩洛哥

大米：菲律宾

酱油：中国

鱼露（又称鱼酱油）：越南

如此多的国家要求在食品中添加铁，足以证明铁的重要性，日本却无动于衷。结果便是很多日本人身体缺铁。

缺铁的原因 2：医疗机构对缺铁缺乏判断

如果身体缺铁不断加重的话，就会出现各种各样的症状。很多人因为身体出现了症状，才去医院做检查，可医生进行各种检查之后，给出的判断常常是"未见异常"。

以严重的头痛为例。前些年，医生一般会让患者进行 MRI 或 CT 检查，近年来因为头痛让患者做 MRI 或 CT 检查的情况减少了，但起码要做个脑电图检查，而且要做采血检查。根据这些检查的结果，

医生往往会给出"未见异常"的诊断意见。

日本的医疗机构，并没有发现很多日本人缺铁。只有当缺铁引起贫血之后，医生才会认定这个患者缺铁。实际上，当已经达到缺铁性贫血的严重地步时，患者体内的铁已经无限接近于零了。而大多数人的缺铁状况，并不足以引发贫血。

举个真实的例子，我曾在一家医疗机构供职。10天时间里，共有6名女性来门诊进行与铁相关的检查。她们的检查结果如下表所示。"Hb"是血红蛋白，"铁蛋白"又名"储铁蛋白"，可以反映细胞中的铁含量。

```
Hb  11.5  铁蛋白  9
Hb  12.0  铁蛋白  7
Hb  12.0  铁蛋白  8
Hb  12.3  铁蛋白  6
Hb  12.5  铁蛋白  13
Hb  14.2  铁蛋白  9
```

女性 Hb 的标准值大体在 11~14 g/dL。不同医疗机构的标准值可能会有细微的不同。

我所在那家医院的 Hb 标准值是 11.2~15.2 g/dL。

另一方面，当铁蛋白（单位：ng/mL）的数值在 40 以下的时候，说明人已经处于最严重的缺铁状态。健康的数值是 100 以上。

仅仅 10 天时间，检测出的结果就如此触目惊心，大家应该了解日本人缺铁的严重性了吧。

如我前面所讲，日本没有要求在食品中添加铁，结果就导致很多人缺铁。

这样一来，其实日本的"标准值"本身也发生了变化。您知道"标准值""标准范围"是如何确定的吗？粗略来讲，就是找一定数量的没有疾病的、被认为是健康的人，把其中 95% 的人适合的数值范围作为"标准值""标准范围"。

大部分日本人缺铁的话，那么铁（尤其是铁蛋白）的数值也会下降，当然，医疗上用来诊断缺铁的"标准值""标准范围"也会随之下降。感兴趣的话，您可以查一下那些在食品中添加铁的国家关于铁的"标准值"，再和日本的"标准值"对比一下，就一目了然了。

美国著名的医疗机构——梅奥医学中心（Mayo Clinic）规定的女性铁蛋白标准范围是 11~307 ng/mL。

（参考：https://www.mayoclinic.org/tests-procedures/ferritin-test/about/pac-20384928）

另一方面，日本医疗机构（或者体检公司）的普遍标准范围是 4~96 ng/mL。即便是最高值，也只有 150 ng/mL。

出于这样的原因，即使您在医疗机构通过采血检查得到的铁蛋白数值在 100 ng/mL 以下（已经处于缺铁状况），由于在日本的标准范围以内，医生也会判断"未见异常"。哪怕是铁蛋白数值在 40 ng/mL 以下的重度缺铁情况，在日本依然会被判断为"未见异常"。所以，在日本，即使您处于缺铁的状态，甚至已经出现各种症状，去医院检查后，医生给出的诊断也多半会是"经过精密检查未见异常"或"未发现特异致病原因"。

与美国相比，日本的铁蛋白标准值还不到美国的一半。其实这也说明，日本人的身体普遍缺铁，才会导致铁蛋白的标准值如此之低。

标准值如此之低，才导致当患者因营养原因去医院做检查的时候，得到的结果多半是"经过精密检查未见异常"或"未发现特异致病原因"。

缺铁怎么办？当然就得补铁。

因缺铁引起身体的不适，如果不补铁，而是通过药物改善症状，那么不管吃多少种药，也不可能从根本上解决问题。我曾经见识过，一家大医院的专家门诊，给因缺铁引起头痛的患者开了好几种治疗头痛的处方药，甚至包括"抗癫痫药"，可就是不给患者补铁。

本来只要补铁就可以治好头痛的症状，可医生意识不到病因是缺铁，给患者开那么多副作用极大的药物，肯定也治不好患者的头痛。这种现象在日本的医疗机构是很常见的。

曾经有一位在医疗机构工作的女职员，因为头痛影响工作，不得不请了病假。她到我这里看病之后，我只对她进行了补铁治疗，结果头痛症状很快就消失了，她也马上恢复了工作。如果一开始她就注意补铁的话，根本就不用请病假，甚至根本不会出现头痛症状。

可见，"补铁"与"不补铁"，会给一个人带来如此不同的影响。我觉得，说补铁可以改变人生，一点也不为过。

缺铁的原因3：推崇植物性食物

我在门诊接诊的时候，如果检查出患者缺铁，我会直接告诉他：

"您有点缺铁哟。"

他们的回答常常是：

"以后我多吃菠菜就行了吧？听说菠菜含铁。"

"羊栖菜可以补铁吧？"

不可否认，菠菜中确实含铁，但那只是"植物性的铁"。植物性的铁和动物性的铁构造不同，吸收率比较低。植物性铁的吸收率不足动物性铁的五分之一。这个事实很少有人知道。要想通过吃菠菜吸收到足够的铁，那么一个人一天要吃 4 大桶菠菜，恐怕没有谁能吃这么多菠菜吧。

在大家的印象中，羊栖菜也是一种含铁丰富的蔬菜。

以前，日本人烹调的羊栖菜确实含铁。但那不是因为羊栖菜本身含铁，而是因为用铁锅烹饪。在烹饪过程中，羊栖菜吸收了铁锅中的一点铁。可现在，日本已经很少有人使用铁锅做饭了，多用不锈钢锅、铝锅及特殊材料制成的不粘锅等。当然，如果使用铁锅炒菜的话，不仅烹调的羊栖菜会吸收铁锅的铁，烹调的其他蔬菜一样也可以吸收铁锅的铁。

我们再来看看动物性铁。提到动物性铁，大家是不是首先想到动物的肝脏？动物性铁的吸收率相对较高，吃动物肝脏补铁确实有一定效果，但吃多少肝脏才能补充足够的铁呢？

对缺铁的人来说，要把铁补足，每天需要摄入 100 mg 左右的铁才行。我的患者之中，有些女性缺铁严重，她们要服用止血剂及每天 300 mg 的补铁剂，才能勉强维持身体所需的铁。有些女性月经出血量很大，或者因为有子宫肌瘤造成经期出血量大。这些女性随着出血也流失了大量的铁，才导致了她们严重缺铁的状况。

动物肝脏 100 g 含铁 4~13 mg。所以，对已经缺铁的患者来说，要想通过吃动物肝脏补充足够的铁，那么一天至少得吃好几千克的动物肝脏。

由此可见，对已经处于缺铁状态的人来说，要想单单通过食物补充足够的铁，是十分不现实的。

缺铁的原因 4：日本独特的奇怪补铁剂

既然通过食物补充足够的铁是不现实的，那么我们就只有服用补铁剂了。但是，在补铁剂方面，日本依然体现出了"独特性"。关于这一点也很少有人了解，所以我为大家详细地介绍一下。

全世界比较通用的补铁剂基本上都是"螯合铁"。螯合铁和人体内的血红素铁（heme iron）不同，构造要稍微简单一些。另外，日本医疗机构为患者开的补铁处方的药物既不同于螯合铁，也不同于血红素铁。

在此整理一下，与铁有关的营养品和处方药共有以下三种：

（1）血红素铁

（2）螯合铁

（3）医疗机构开的补铁的处方药

以上顺序也体现了三种与铁有关的物质的大小。从物质构造上说，血红素铁最大，医疗机构的处方补铁药最小。可以形象地说，人体内的血红素铁是一个巨大的结构中包裹了一个铁原子。

另一方面，螯合铁是由结构相对简单的氨基酸包裹的铁原子。既然螯合铁是全世界比较常用的补铁剂，它身上必然存在很多优势。比如，单位体积内含铁量高、吸收率好、对肠胃比较友好等。另外，螯合铁还有一个优点就是价格便宜。

再看日本医疗机构的处方补铁药，其中的铁基本上处于"赤裸"状态，只有柠檬酸附着在铁原子上。虽然它也比较便宜，单位体积的含铁量也比较高，但会给肠胃造成较大的负担。尽管制药厂做了各种努力，已经尽量减少补铁药对肠胃的损害，但与螯合铁相比，服用之后还是会出现肠胃不适。

日本市场上流行的补铁保健品是哪一种呢？是血红素铁。通过前面的讲解您应该知道，我们身体里的铁就是血红素铁，所以如果口服血红素铁一定是一种不错的补铁方式，您是不是有这样的感觉？

确实，口服血红素铁有一定的优势。

首先，所有口服补铁剂中，血红素铁对肠胃是最友好的一种。不过，血红素铁的吸收率和螯合铁不相上下。但它的缺点是价格比较高，而且单位体积中含铁量比较少。

我在实际诊疗工作中就曾遇到一些患者，他们连续多年购买昂贵的血红素铁保健品服用，可是自身缺铁的问题并没有得到明显的改善。

所以，我判断血红素铁保健品对于改善缺铁问题，效果有限。我分析其中的主要原因还是其含铁量比较低。

另外补充一点，日本不允许螯合铁保健品上市销售。所以我们只能选择外国的同类产品。

缺铁的原因 5：从母亲那儿遗传来的铁不足

　　读了前面日本人的身体普遍缺铁的四个原因，您应该了解日本的独特性了。

　　在这样的状况之下，日本的准母亲基本上都缺铁。其实，怀孕、生产，以及随后的哺乳，对一位女性来说，是需要大量的铁的。但一般人并不了解这个事实。

　　下面给大家讲一个真实案例，帮您进一步理解铁对人体的重要性。

　　以前我治疗过一位不孕症患者。治疗取得了很好的效果，她已经达到了可以怀孕的身体条件。在怀孕之前，她做了充分的准备，最终也顺利地怀孕。在孕期检查中，她采血测定了铁蛋白，她觉得自己已经补充了足够的铁，但是铁蛋白的数值不断下降。这一点也让我非常吃惊，当时的情形我至今难忘。后来她顺利地生产，有了自己的孩子，开心地当了妈妈。

　　从这位患者的经历我了解到，女性从怀孕到生产的过程会消耗大量的铁，即使在怀孕前做好万全的准备，在怀孕过程中也有可能出现缺铁的情况。而且，在生产之后，依然会大量地消耗铁。因为母亲要哺育孩子，身体制造乳汁需要大量的铁。处于哺乳期的女性，即使身体铁不足，也会继续将身体里仅存的铁注入乳汁中，以保证孩子的营养。这就是母亲的伟大之处，在生理上的体现。但这也是有限度的，如果母亲体内的铁枯竭了，那么婴儿当然也无法再从母乳中获得铁了。由此可见，如果母亲在怀孕期间缺铁的话，那腹中胎儿在出生之前也就缺铁了。

如果处于哺乳期的幼儿出现缺铁的话，那么母亲就必须补充足够的蛋白质和铁。因为此时婴儿的营养来源百分之百来自母乳。

因为日本的特殊性，导致"缺铁"成为一个根深蒂固的问题。

脂肪燃烧不正常 3：维生素不足

内脏脂肪淤积很多的人，除了蛋白质不足、铁不足，还会有显著的维生素不足。维生素是保持人体代谢正常运转的重要物质，如果缺乏维生素的话，人体内的脂肪就无法正常地燃烧。

在现代日本人的观念中，"普通的饮食习惯"是"一日三餐都要摄入充足的主食（碳水化合物）"。

日本消费者厅认定的"特定保健食品"，外包装上必须标注一句健康提示："饮食请注意营养平衡，主食、主菜、副食应合理搭配。"以提示消费者注意营养均衡。可见，官方的健康提示也把主食放在相当重要的位置。主食的主要成分就是糖质，人的食量是有限的，每天摄入那么多糖质，肚子哪里还装得下其他营养物质呢？

首先，B 族维生素和维生素 C 是水溶性维生素，不能在体内存储。其他脂溶性维生素可以储存在体脂肪中，但水溶性的 B 族维生素和维生素 C，不管补充多少，没有被身体利用的部分都会随尿液排出体外。

服用过营养剂或营养饮料的朋友可能都有体会，服用后不久再上厕所的时候，尿液的颜色会特别黄。那就是维生素 B_2 的颜色。

服用营养剂非常有经验的人，可以通过尿液的颜色判断摄取的 B 族维生素是否发挥了作用。

因此，**要想把自己的身体打造成容易燃烧脂肪的体质，第一步就是积极补充 B 族维生素和维生素 C，因为它们最容易流失。而且，要每天补充。**

想从食物中获取足够的维生素，是不现实的

听我讲了这么多，可能有朋友会露出疑惑的表情，问："那我该吃什么才能补充足够的营养呢？"非常遗憾，仅靠日常食物，几乎不可能获得足够的 B 族维生素和维生素 C。

拿维生素 C 举例，我们都知道柠檬富含维生素 C，如果想通过吃柠檬补足一天所需的维生素 C，您知道要吃多少个柠檬才行吗？150 个！B 族维生素也一样，单纯地通过食物补充非常不现实。即使是富含维生素 B_1、维生素 B_2、烟酸的食物，每天也得吃数千克才够。我们根本做不到。

所以，**通过营养补剂补充维生素，才是现实的，也是有效的。**

但是，日本国内销售的营养补剂，要让我说的话，有效成分的含量都太少了，所以我不推荐。

日本国内药店卖的营养补剂中，我觉得唯一有作用的是单独的维生素 C 补剂。而其他复合维生素补剂，都存在有效成分剂量不足的问题，服用之后作用也不大。

所以，我推荐大家在网上购买国外生产的一些优质营养补剂。

顺便说一下，限制糖质的摄入量之后，我们的身体消耗维生素的量会减少。因此，如果长期限糖，我们补充维生素的量就可以相应地减少。

另外，需要注意的一点是，如果身体处于蛋白质极度缺乏的状态，那么肠胃就不容易吸收维生素。而前面讲过，现代日本人的身体大多都缺乏蛋白质。

经常有这样的说法，"吃了维生素补剂之后，身体状况反而不好了"。其实并不是维生素补剂有什么问题，而是蛋白质不足导致维生素无法吸收，伤了肠胃。

这种情况下，应该先补充蛋白质，等身体不缺蛋白质之后，再开始补充维生素。

脂肪燃烧不正常 4：矿物质不足

讲完了"蛋白质""铁""维生素"，下面再讲讲矿物质。大家应该知道，铁是一种矿物质，因为它的作用比较大，而且日本人普遍地缺铁，所以前面已经单独地讲过。当然，除铁以外其他的矿物质也很重要，下面就为大家讲解其他矿物质不足可能导致的结果。

矿物质中，人特别容易缺乏的是"镁（Mg）"和"锌（Zn）"。

日本人除了普遍地缺蛋白质和铁，镁和锌也普遍地缺乏。

在人体燃烧脂肪转化为能量的过程中，镁和锌也是必不可少的物质。身体缺乏这两种矿物质的话，燃烧脂肪的机能也会停滞。

和其他营养物质不同，镁是为数不多可以通过食物就能补足的。制作豆腐的过程中使用的"卤水"，以及天然盐中，都含有丰富的镁。

另外，我们的身体可以通过皮肤吸收镁，所以泡澡的时候在浴缸中添加含镁的浴盐，也可以起到补镁的作用。"硫酸镁"是浴盐中比较常见的成分。

另一方面，贝类、肉类、豆类等食物中富含锌，虽说"富含"，但总量还是比较低的，所以锌和镁不同，无法从食物中获得足够的补充。尤其当前正处于缺锌状态的朋友，要想快速地改善缺锌的问题，还是需要服用补锌的营养补剂。

不过，缺锌的人，基本上同时也会缺乏蛋白质。如果蛋白质严重不足的话，胃就难以吸收锌。因为胃壁、消化液都是由蛋白质构成的。所以，缺乏蛋白质的人盲目补锌，很容易造成肠胃不适，比如，胃胀、恶心等。

因此，和补充维生素一样，在补充矿物质之前，应该补充蛋白质，消除缺乏蛋白质的状况。

脂肪燃烧不正常 5：肉碱不足

保健意识较强，平时关注营养均衡的朋友，应该听说过"肉碱（carnitine）"这个词。

另外，还有一种营养物质叫"鸟氨酸（ornithine）"。因为鸟氨酸和肉碱的英语名字很像，所以经常被混淆。但请大家注意，两者是不同的营养物质。蚬贝中富含鸟氨酸。

肉碱由 3 个氨基酸连接构成，结构比较简单，但在人体内发挥着重要的作用——"为燃烧长链脂肪酸提供支持"。

我们体内的脂肪，脂肪细胞里大部分都是"脂肪滴"。而脂肪滴的主要成分是甘油三酯，其中占大多数的是"长链脂肪酸（碳原子数达到 16~18 个）"。要想燃烧长链脂肪酸，维生素 C 和肉碱是必不可少的。

"燃烧脂肪的机构"其实是我们细胞中的线粒体。

我们的脂肪细胞中不仅存储有长链脂肪酸，还存储有分解脂肪的酶——"脂肪酶（lipase）"。长链脂肪酸在脂肪酶的作用下，被分解成"脂肪酸"和"甘油"，并释放到血液中。然后随着血流，被输送到全身各处的细胞中。

不过，长链脂肪酸如果只进入细胞中，而不进入线粒体，就无法被燃烧掉。因为脂肪的燃烧机构是细胞内的线粒体。不进入线粒体，它就无法被燃烧。

要想将长链脂肪酸送入线粒体，维生素 C 和肉碱二者缺一不可。如果缺少其中任一种营养物质，长链脂肪酸就无法被送入脂肪燃烧机构——线粒体，当然也就无法被燃烧掉。

顺便介绍一下，脂肪酸除了有长链脂肪酸，还有中链脂肪酸、短链脂肪酸，但燃烧后两者，不需要维生素 C 和肉碱的协助。因为即使没有维生素 C 和肉碱，中链脂肪酸和短链脂肪酸也能进入线粒体。

"脂肪燃烧机构"线粒体必需的营养物质

▼

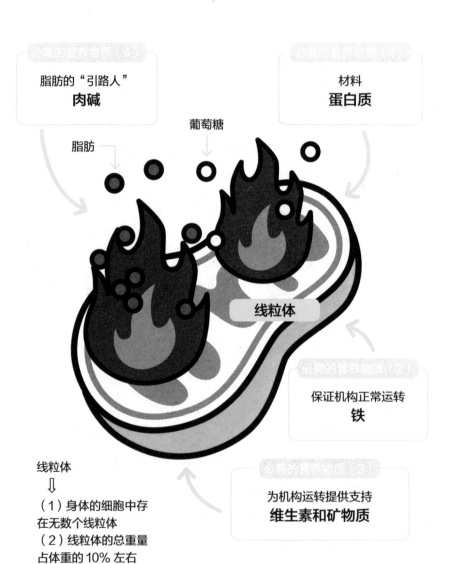

必需的营养物质（4）

脂肪的"引路人"
肉碱

必需的营养物质（1）

材料
蛋白质

脂肪

葡萄糖

线粒体

必需的营养物质（2）

保证机构正常运转
铁

必需的营养物质（3）

为机构运转提供支持
维生素和矿物质

线粒体
⇩
（1）身体的细胞中存
在无数个线粒体
（2）线粒体的总重量
占体重的 10% 左右

第 **5** 章

内
脏
脂
肪
退
散

增加内脏脂肪的
错误饮食习惯 ———

——所谓"理所当然""营养均衡"，其实
非常危险?!

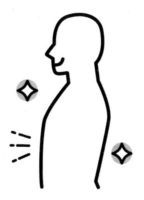

"常规"的减肥方法，让内脏脂肪不减反增

"我要减肥！"下定决心减肥的人，可能一开始会给自己列一个清单，如下所示。

- 进行慢跑等有氧锻炼
- 多吃蔬菜
- 多吃豆腐、纳豆等豆制品
- 控制肉类、蛋类的摄入量
- 限制进食量和进食次数。或者 1 日只吃 3 顿正餐
- 控制摄入的卡路里总量
- 保证饮食营养均衡

以上便是 10 个人中 9 个人能想到的"常规减肥方法"。可是，

这套所谓的"常规减肥方法"背后，是不科学的理论。要按照这些方法做，有的人可能会瘦下来，但身体也会被弄垮。而大多数人通过这些方法是瘦不下来的。当然，内脏脂肪也不会减少，甚至还会增加。

如果方向搞错了，越努力就会离目标越远。这就是我们常说的"南辕北辙"。

下面我就逐一地讲解"常规减肥方法"的不科学、不健康之处。

一般日常饮食含糖量相当于 50 块方糖！"伙食好"的话甚至可以达到 100 块方糖！

在讲解"常规减肥方法"有多么不科学之前，我们来看看一般人的日常饮食中隐藏着多少"陷阱"。就是说，不想减肥的人，日常饮食也不健康。

基本上来讲，现代日本人的日常饮食中，糖质含量太高了。绝大多数人一日三餐都会摄入相当多的米饭、馒头、面条等主食。

我们粗略地计算一下日本人一日三餐的糖质含量。

先说明一下，一块方糖为 3 g，它的糖质含量就是 3 g。

 一般早餐的糖质含量

主食以吐司为例，一片吐司的糖质含量接近 30 g，吃两片的话，摄入的糖质就超过 50 g。

据我观察，不少人有早餐吃水果或喝果汁的习惯。1个苹果（250 g）的糖质含量约为35 g。1杯橙汁（200 mL）的糖质含量约为20 g。大家很喜欢的"便捷能量源"——香蕉，1根（100 g）的糖质含量接近20 g（当然，根据香蕉品种、大小，糖质含量会有些许差异）。

日式早餐的话，1碗米饭（150 g）的糖质含量约为55 g。

 一般午餐的糖质含量

很多上班族中午喜欢吃拉面，1碗拉面的糖质含量约为60 g。当然，不同种类的拉面，糖质含量会有所不同，但总体来说拉面的含糖量是相当高的。

日本还有一个独特的饮食习惯，很多人喜欢"主食＋主食"的吃法。比如，吃拉面的时候还要点一碗炒饭或一份煎饺。这种吃法会摄入多少糖质，可想而知。6个煎饺的糖质含量可以达到25~40 g。

我当初2度肥胖并患有脂肪肝的时候，每次吃拉面都要再点一份煎饺或炒饭，最差也要配一碗白米饭吃。这样吃下来，不管是内脏脂肪还是皮下脂肪，都在不断地增加。

咖喱饭，单单咖喱汁的糖质含量就为10~20 g，再加上米饭的话，糖质总含量可以达到80~90 g。

另外，有些朋友可能会说："吃完主食再吃些沙拉，就可以保持营养均衡了。"其实这样做并没有什么意义。确实，吃主食后吃些沙拉，可以延缓血糖值升高的速度，但对吸收的糖质总量没有任何影响。非常遗憾，不管吃多少沙拉，只要吃了主食，该胖还是会胖。

在忙碌的工作日，有些上班族的午饭就简化为面包或蛋糕充饥。以前我就经常这样应付午餐。我的患者中，也有一些人经常这样吃午餐。

1 小块蛋糕的糖质含量可以达到 40 g 以上，有些西式糕点含糖量还会更高。比如，豆沙馅面包（中等大小）的糖质含量约为 60 g，甜瓜面包的糖质含量接近 80 g。面包就是面粉加砂糖，如果再加一些诸如奶油、馅料等含糖高的配料，整体含糖量就更高了。

1 个汉堡包（小型）的糖质含量约为 30 g，如果是双层汉堡包，那 1 个的糖质含量可以达到 70 g 以上。汉堡包套餐中搭配的炸薯条（中份）的糖质含量约为 50 g，搭配的 1 杯奶昔（中杯）的糖质含量可达 70 g。

也就是说，1 个双层汉堡包套餐（1 个双层汉堡包、一份薯条、一杯奶昔），总含糖量可以达到 200 g 以上，几乎相当于 66 块方糖。想象一下，在短时间内一口气吃掉 66 块方糖，是一件多么恐怖的事情。

 甜品的糖质含量

1 个布丁（100 g）的糖质含量约为 15 g，40 g 巧克力的糖质含量约为 20 g，也就是说，巧克力的一半都是糖质。1 块奶油蛋糕的糖质含量接近 50 g。

另外，如果在下午茶时间吃上述甜品的话，就会减少"宝贵的没有胰岛素的瘦身时间"。在正餐之间吃糖质含量高的加餐，就等于自己给自己创造"长胖的时间"。

另外，如果吃东西的时间间隔比较短，长此以往，人的饱腹感和饥饿感就会发生错乱，这是科学家最近才发现的事实。所以我们要养成健康的饮食习惯，"不是时间到了就吃饭，而是感觉饿了再吃饭"。

 一般晚餐的糖质含量

据我所知，很多人在一日三餐当中，晚餐的量最大。而晚餐以大米饭为主食的人，占日本人的半数以上。

一碗大米饭大约 150 g，其中糖质含量可以达到 55 g。主食之外，各种肉菜、蔬菜、调味料等，也含有糖质。如果饭后再吃点甜品，那摄入的糖质就更多了。有的人吃一顿晚饭，摄入的糖质就能达到100 g 以上。

还有些朋友喜欢在晚饭中或晚饭后小酌一下。

1 合（日本的体积单位，约等于 180 mL）日本清酒的糖质含量约为 9 g。1 罐啤酒（350 mL）的糖质含量约为 10 g。100 mL 梅子酒的糖质含量约为 21.5 g。各种甜味鸡尾酒 1 杯的糖质含量在十几克到二十几克不等。

以前我特别喜欢喝鲜橙黑加仑鸡尾酒，1 杯的糖质含量就达到 28 g。想一想，当时我怎么可能瘦？

由此可见，按照大多数现在的生活习惯，吃普通的一日三餐就可能摄入 150 g 以上的糖质，很多人摄入的糖质超过了 200 g，甚至有人超过 300 g。如果除了正餐，还要喝下午茶、吃夜宵，那摄入的糖质总量就更可怕了。

刚才我们粗略地计算了一日三餐摄入的糖质总量，接下来我再按照不同的场景分析一下摄入的糖质。

 在便利店买食品

我们改变一下分析的方向，从糖质和多巴胺的角度来看看当我们去便利店的时候，会发生什么。

首先，请大家想象一下这样的情景：

现在，您站在一家便利店门口。其实您也没有特别想买的东西，就是想吃点什么东西，盘算着"该买点什么吃呢？"（这个场景，是不是经常出现在您的生活中呢？）这时您往前迈了一步，便利店的自动门开了，同时响起了自动迎宾语："欢迎光临！"

进入店里的一瞬间，首先映入眼帘的是果汁、薯片、当天制作的小甜点、面包等。

便利店吸引顾客眼球的营销手段，可以说早已炉火纯青。"最新发售！""季节限定！"等展板都会摆在最醒目的地方，把最想推销的商品突显出来。人有一种特性——"熟悉的东西"不容易引起注意，而"新鲜的东西"能够瞬间抓住眼球。

当琳琅满目的商品和展板在您眼前闪过，您无意识地继续往店里走，实际上这个时候……也就是当您进入店内，看到各种美味的食品的时候，您脑内已经开始分泌多巴胺——能给您带来快乐的神经传递物质。这个时候，要想给自己的欲望踩下刹车，已经变得非常困难，当您反应过来的时候，您会发现购物篮中已经装了两三个美味的蛋糕、面包。

您把这些食物买回家，一旦吃一口，就很容易一口气把两三个蛋糕全部吃完。这种心态就是所谓的"反正已经吃了一口，干脆就吃饱"！当人从原本"节制、忍耐"的状态迈出第一步后，就很容易失控。相信您也一定有过类似的体验。"反正已经吃了一口，既然破戒了，那就吃到饱吧。"

如何摆脱这种失控的状态呢？当您意识到自己破戒的时候，一定要及时停止。要记住"及时止损总比失去全部要好"。毕竟吃一口蛋糕，和吃掉两三块蛋糕相比，摄入的糖质要少得多。吃一口之后，一定要告诫自己："现在停下来，还来得及！"不要破罐破摔。

 ## 点外卖的时候

新冠肺炎疫情暴发之后，点外卖成了一种新的吃饭方式，如今这种形式在日本人中已经成为一种习惯。

大家经常点的外卖便当中，主食量应该引起注意。外卖盒比较大，下面的大半部分装的都是米饭，这个饭量，比我们家里平时的一碗饭要多。

站在卖家的角度来看，米饭、面条这些主食的成本更低，所以他们会装大量的主食，然后配一两样配菜。对卖家来说，这样是节约了成本，但对消费者来说，可能就会摄入过量的糖质了。

那该怎么办呢？疫情期间不能去店里吃饭，只能点外卖呀！也好办，点外卖的时候，可以要求不加主食，或者减少主食。

在便利店买食物的时候，可以避开那些糖质高的食物，选择鸡肉沙拉、煮鸡蛋等蛋白质含量高的食物。最近，一些便利店也开始销售液体型蛋白质补剂，这些补剂虽然蛋白质含量不算太高，但至少不含糖质。

如果想在吃午餐时完全不摄入糖质，"不吃午餐"也是一个可行的选项。

如果您已经有一段时间的限糖经历了，那么血糖值就不会出现大起大落的情况，您也不容易出现饥饿感。在这种情况下，一天只吃两顿饭，对您来说，是完全没有难度的。我现在基本上一天只吃一顿或两顿饭，很少一天吃三餐的。

再说说外卖常点的比萨饼，一个中号比萨饼的糖质含量为90~150 g，在含糖质的食品中糖质含量算比较高的，所以点比萨饼时要引起注意。最近，市场上出现了一种半成品冷冻比萨饼，是低糖质类型的。我建议比萨饼爱好者可以在家里常备一些，想吃的时候自己烤一下就可以了。不要再点糖质含量高的外卖比萨饼了。因为在外卖比萨饼中，还没有推出低糖的品种。

半成品的低糖比萨饼，在家里烹调也很简单。有的朋友还会把面饼替换为糖质更低的豆腐干，这样就更健康了。

　　在日本人的心目中，寿司是一种健康、奢华的食物。那我们来看看，寿司真的健康吗？

　　一贯（"贯"是寿司的单位，在日本有的地方把一贯理解为一对，但也有人认为一贯就是一个。在这里，我把一贯当作一个）寿司的糖质含量约为 8 g。那么，吃 10 贯寿司，摄入的糖质就是 80 g 左右。

　　现在，有些寿司店也开始重视健康，减少了寿司中饭团的量，或者把饭团替换为蔬菜，限糖的朋友可以选择这样的寿司。

　　但是，只要寿司中有饭团，就会有糖质，总量吃多了，摄入的糖质也随之增加。所以，寿司再好吃，也不能贪嘴。

　　2020 年因为新冠肺炎疫情大流行，日本政府颁布了紧急事态宣言。随后，超市、便利店里的各种食物遭到了市民的疯抢。在超市中，我们可以看到，像方便面、速热米饭、罐头、面包等糖质高的食品是最先被抢光的。而像坚果、芝士等糖质低的食品，货架上居然还有剩余。由此可见，"食物"＝"糖质"的观念在日本人的头脑中是多么根深蒂固。

　　因为疫情的关系，大家需要居家隔离，那么储备食物是必需的。但我建议大家多储存糖质含量低的食物，比如，富含乳清蛋白的食物、常温可以保存的小菜、水煮鱼罐头等。这些食品无须复杂的烹调，而且营养、健康。

　　即使深夜突然饿了，吃一点上述食品，也不增长内脏脂肪。相比之下，如果吃泡面、面包、薯条的话，那对身体的伤害可就大多了。

　　总结，在家里吃饭的注意事项主要有以下三点：

　　（1）购买加工食品的话，应该优先选择低糖质的食品；

（2）尽量把米饭、面条等主食替换成糖质低的食物；

（3）尽量不吃主食，逐渐养成只吃肉、蛋、菜的习惯。

经过以上努力，您就可以逐步减少内脏脂肪。

限制卡路里会发生什么情况？

前一小节我们讲了，即使您没有减肥的需求，您只是按照日本人的饮食习惯吃"常规"的食物，其中也隐藏着增加内脏脂肪的陷阱。

这一小节我们讲"常规减肥方法"中隐藏的陷阱。如今越来越多的朋友有减肥的需求。"糟糕！我太胖了，必须得减肥！"下定决心之后，他们就开始实施"常规减肥方法"。殊不知，其中隐藏着很多陷阱。

一提到减肥的方法，大家头脑中最先出现的可能就是"限制卡路里"。

限制卡路里，即限制摄入的热量，如果长期限制摄入的热量，身体就会出现第 4 章中所说的，因为营养不良而导致代谢水平低下的情况。

"常规减肥方法"中，还会在限制卡路里的基础上要求减肥者进行适当的有氧运动，比如，慢跑。可是结果会怎样呢？只会导致身体的不良状况恶化。

运动是需要能量的，这是大家都知道的事实。

按照日本人的传统饮食习惯，一日三餐都吃大量的主食，貌似为了所谓的"营养均衡"，但其实这样会让身体里积蓄大量的糖质。在这种情况下，人运动的时候首先会消耗糖质。只有当糖质消耗殆尽的时候，才会开始燃烧脂肪。

但是，如果人在日常饮食中过量地摄入糖质，为了代谢掉这些糖质就会大量地消耗维生素和矿物质。结果自然会导致维生素、矿物质的缺乏。而前面我也讲过，燃烧脂肪离不开维生素和矿物质的支持。

可是，"常规减肥方法"既要求减肥者控制卡路里的摄入，又要求他们坚持运动。结果会发生什么呢？

因为维生素、矿物质不足导致无法燃烧脂肪，那么，身体就会燃烧蛋白质作为能量源。换句话说，就是消耗肌肉以获得能量。

这个过程叫作"糖质新生"，前面也讲解过。

也就是说，这种减肥方法会成为一个噩梦的开始——身体保留脂肪，却一味地消耗肌肉。

"吃、睡，还能变瘦"，让最理想的
糖质新生循环运转起来

顺便介绍一下，当人限糖了一段时间，并且补充了足够的蛋白质之后，身体内也会发生糖质新生反应。

举例来说，您如果晚餐时完全不吃糖质，只吃一块 500 g 的牛排，第二天早晨反而会出现体重减轻的现象。这是因为在夜晚睡觉期间，体内发生糖质新生反应消耗了能量。

此时的糖质新生反应是以牛排中的蛋白质为目标的，在将蛋白质转化为能量（葡萄糖）的过程中，消耗了能量。结果人就变瘦了，体

内脂肪减少了。

由此可见，只要控制糖质的摄入，就可以激发理想的糖质新生反应，从而增加能量的消耗（提高代谢水平），减少体内脂肪。

但是，前面也讲过，要想让糖质新生发挥它的"好作用"，一大基本前提是"体内蛋白质充足"。

反之，如果是一个原本就很瘦的人，体内发生糖质新生反应的话，就会使其变得更瘦。一些比较瘦的朋友"限糖失败"，多是因为"糖质新生反应消耗了能量"，结果让人变得更瘦，从而不得不放弃限糖。

比较瘦的朋友限糖，为了不发生糖质新生反应，需要摄入足够的脂肪才行。瘦的朋友限糖时可以不用完全断糖，允许摄入最低限度的糖质。

总而言之，限制卡路里的减肥方法，是不科学的，还会损害健康。在第 6 章中我将详细地讲解限制卡路里的不科学之处。

多吃蔬菜会怎样？

一提到减肥，除了控制卡路里，大家可能想到最多的就是"多吃蔬菜"。

可非常遗憾的是，如果把蔬菜当作主要的食物，这样的饮食方法不仅不健康，还不能有效减脂。以蔬菜为主的饮食方法，虽然能减掉一部分体重，但是效果非常有限，而且减到一定程度就会遇到瓶颈，无法继续减重。

而且，多吃蔬菜并不能减掉内脏脂肪。

经常会有一些朋友满脸疑惑地问我："我每顿饭主要吃蔬菜，并且吃了很多，可为什么就是瘦不下来呢？"这还得从蔬菜的成分说起。

首先，蔬菜中含有丰富的膳食纤维。

膳食纤维可分为"水溶性膳食纤维"和"不溶性膳食纤维"两种。顾名思义，能够溶于水是水溶性膳食纤维，不能溶于水的就是不溶性膳食纤维。

水溶性膳食纤维的保水作用比较强，在肠胃里呈黏稠状态缓慢地移动，它有阻断和延缓其他营养物质被吸收的作用。但另一方面，它也可以吸附一些有害物质，将其带出体外，这就是所谓的排毒效果。

不溶性膳食纤维，因为不能溶于水，所以会对肠道造成一定的刺激，使肠道活动处于活跃状态。所以，它可以有效地缓解便秘。

虽说不溶性膳食纤维有缓解便秘的作用，但是如果患者便秘非常严重，又大量地摄入不溶性膳食纤维的话，这样反而会增加粪便的量，从而越发堵塞肠道，加重便秘。严重的话甚至会引起"肠梗阻"。由此可见，不溶性膳食纤维是一柄双刃剑，既有缓解便秘的作用，也有加重便秘的可能。

上述两种膳食纤维，基本上都不能被人体消化吸收。所以，膳食纤维被定义为"很难被人体消化的物质"。

总结一下，膳食纤维在我们的肠道中发挥着多种作用，但我们自身所拥有的消化酶无法消化膳食纤维，它也没法被肠道吸收。

就是说，膳食纤维不同于其他可以被吸收的营养物质，它对人体的代谢没有直接的影响。再看膳食纤维对体重的影响，可以说影响不大。只有当它发挥通便作用的时候，才会对体重有些许的影响。排出去的宿便重量，就是它帮我们减轻的身体重量。仅此而已。

要说膳食纤维对人体的间接作用，它有助于我们肠道内炎症的愈合，这样可以增加胰岛素的效力（也就是降低胰岛素抵抗），帮我们打造容易瘦下来的体质。所以，从人的整体健康角度来看，膳食纤维是具有积极作用的。

但是，膳食纤维的积极作用也仅限于间接性的影响。它帮我们减轻的体重，是非常有限的。

前面我讲过，"膳食纤维基本上不能被人体吸收"，我并没有说"完全不能被人体吸收"，因为存在例外的情况，有些人可以消化吸收膳食纤维。

有一些比较极端的素食主义者，每天只喝蔬菜汁，不吃其他任何食物，也能生存。这样的人，因为长期只喝蔬菜汁，就像食草动物，肠道内能够分解膳食纤维的菌群增多了，已经完全不同于普通人的菌群。这些菌群本身以及它们制造出来的营养，是可以被肠道吸收的。

膳食纤维不能直接被我们的肠道吸收，但那些素食主义者可以通过肠道内特殊的菌群，间接地消化吸收膳食纤维。

另外，人体大肠内的菌群可以使用膳食纤维制造"沼气"，这就是"屁"。很多人都不知道，"屁"居然是用膳食纤维制造出来的。

再有，"短链脂肪酸"也是肠道内细菌制造出来的，短链脂肪酸是大肠的能量之源。脂肪酸当中，分子个头小的（准确地说，应该是碳原子在 6 个以下的脂肪酸），叫作短链脂肪酸。

人体的大肠，只使用短链脂肪酸作为能量来源。

究其原因，大肠是吸收营养的器官，为了防止大肠把自己吸收的营养当作能量消耗掉，我们的身体限定它只能使用短链脂肪酸作为能量源，其他营养不得使用。

"靠蔬菜瘦身" 的严重弊端

当然，任何事情都有例外。有些人做事情比较极端，把"断糖 + 完全素食"坚持得很好，做到这两点他们当然会瘦。多吃蔬菜，用蔬菜把胃填满了，自然也就吃不下其他食物了。短时间内，人会瘦，身体状况也许不错，但长此以往的话，一定会出大问题。

因为只吃蔬菜的话，会造成营养不良。当人吃了一肚子蔬菜后，就没有空间容纳其他营养物质，尤其是蛋白质，会极度缺乏。

也有人说可以通过摄入植物性蛋白质来补充蛋白质。但是，因为人体对植物性蛋白质的消化吸收率比较低，所以难以提供人体所需的充足蛋白质。

由此可见，如果长期秉持素食主义，只吃蔬菜的话，势必会造成身体缺乏蛋白质，肌肉量减少，健康状况出现问题。如果不幸已经发展到这种状态，就需要马上改变饮食习惯，补充高蛋白食物。但尽管如此，要想改善身体的整体营养状态，也需要 3~5 年的时间。

另外，在蛋白质严重缺乏的素食主义者中，容易出现一种奇怪的现象，即对自己身体的认识出现偏差。明明已经很瘦了，但他们还是觉得"自己太胖"。这也是妨碍他们改善营养状况的一个重要原因。很多素食主义者，只有当自己瘦到皮包骨头，连走路都摇摇晃晃的时候，才意识到："咦？好像哪里出了问题。"我在实际的诊疗过程中，就遇到过好几位这样的患者。但是，此时他们的消化能力已经虚弱到极点，再加上他们依然存在对自己身体的认知偏差，所以这种情况下还没有办法长时间进行高蛋白质饮食疗法。可见，如果把身体破坏到这种地步，再想改善的话，就需要花很长的时间和很多的精力。

我认为，长期"断糖＋完全素食"的饮食方式，会造成严重的蛋白质缺乏。对人体健康来说，这是非常危险的。

以鱼类、大豆为中心的饮食习惯好吗？

"吃肉会发胖，所以我以吃鱼为主"，和素食主义者一样，这种观念也存在巨大的陷阱。

鱼肉确实是优质蛋白质，但如果以鱼肉为主要食物，摄取的蛋白质量太少，这是它最大的缺点。1 条竹荚鱼所含蛋白质约为 18 g，1 块鲑鱼肉（80 g）的蛋白质含量约为 13 g。相比之下，1 个鸡腿的蛋白质含量约为 48 g，1 块牛排（200 g）的蛋白质含量约为 28 g。要想获得与肉类等量的蛋白质，那么我们每餐要吃 2 条竹荚鱼，或吃 2 块鲑鱼肉。这个量有点大，一般人很难吃得下去。即使吃得下去，也吃不下其他食物了。

因此，如果以鱼肉为主食的话，也容易引起蛋白质缺乏的情况。当然，如果在平日里吃腻了肉类，也可以偶尔吃鱼作为调剂。

豆腐、纳豆等大豆制品，也是我们餐桌上经常出现的食物。

大家知道，大豆制品所含的蛋白质是植物性蛋白质。与动物性蛋白质相比，植物性蛋白质被人体消化、吸收的比率较低。也就是说，要想获得与动物性蛋白质等量的蛋白质，需要吃更多的植物性蛋白质。

虽然日本人常吃大豆制品，但是大多数日本人的体内还是缺乏蛋白质。除了每天吃 500 g 肉，还要通过蛋白粉、氨基酸补充蛋白质的人，其余的日本人的体内都缺乏蛋白质。

要想消除蛋白质不足的情况，就得改变饮食习惯，但即使每天摄入高蛋白的食物，也得坚持几年才能改善缺乏蛋白质的状况。

蛋白质通常是由 50 个以上的氨基酸构成。植物性蛋白质中氨基酸的比例不同于动物性蛋白质。

动物性蛋白质中富含生命必需的氨基酸，其中有一种叫作"白氨酸"，是我们制造肌肉所必不可少的氨基酸。

另外，大豆中含有一种名为"植酸（又名肌醇六磷酸）"的物质，它会抑制人体对各种矿物质的吸收。这也是大豆制品的一个重要缺点。

综上所述，仅靠大豆或大豆制品难以为人体补充足够的蛋白质，食用过多还有可能引起矿物质缺乏。所以，人体所需的蛋白质还是要通过动物性蛋白质进行补充。

下面我把豆腐等未经发酵的豆制品的缺点罗列如下，供大家参考。

● 大豆制品中含有异黄酮，而异黄酮具有类似雌性激素的作用，因此异黄酮也被称为植物性雌激素，它对男性、女性的生殖机能都有所影响。

● 大豆制品具有抑制甲状腺激素药剂吸收的作用。甲状腺功能低下的患者在服用甲状腺激素药剂的同时，如果食用大豆制品的话，就会影响药物吸收。

（参考：https://www.nagasaki-clinic.com/topics/2019/210/）

● 缺碘患者食用大豆制品的话，会抑制甲状腺过氧化物酶的活性。

（参考：https://www.fsc.go.jp/iken-bosyu/pc_daizuisofurabon 170428.pdf）

● 大豆中含有的植酸，会抑制铁、钙、镁、锌等矿物质的吸收。

但是大豆制品在发酵过程中，植酸可以被消除，因此担心植酸的人可以选择发酵大豆制品，比如，纳豆、豆酱等。特别是纳豆，对人体的好处多多。

 控制肉类、蛋类的摄入会怎样？

有些朋友因为"肉类里的油脂太多，吃多了要长胖""蛋类吃多了不健康"，而控制自己吃肉类、蛋类的量。其实这是一种错误的观念。控制自己吃肉、蛋的量，又不通过蛋白粉、氨基酸制品补充蛋白质的话，人体一定会缺乏蛋白质。

我们的日常食物中，蛋白质含量最高，且比较容易消化吸收的就是肉和蛋。关于鱼类，前面讲了，鱼肉虽然富含优质蛋白质，怎奈含量比较低，需要很大的摄入量才能保证足够的蛋白质。所以，若考虑从食物中获得足够的蛋白质，应该以肉类、蛋类为中心，这是效率最高的方式。

计算各种食物的营养价值之后，肉类和蛋类的"蛋白质得分"和"氨基酸得分"都是最高的。

限制食量、用餐次数，可行吗？

减少用餐次数，比如，一天只吃两顿饭，也是常见的减肥方法。但这种方法也多以失败告终，失败的原因主要有以下两个。

（1）消化吸收的反馈

人空腹较长时间之后，再吃食物的话，肠胃的消化吸收效率会提高。也就是说，餐与餐的间隔比较长的话，那么再吃东西的时候，肠胃就会尽力吸收更多的营养。因此，如果在长时间空腹之后，摄入糖质较多的食物，那么大量的糖质就会被我们的身体吸收，从而分泌很多胰岛素。结果，不但瘦不下来，反而可能长得更胖。

（2）摄入过量

对吃饭快、饭量大的人来说，如果减少吃饭的次数，那么每顿饭就可能吃过量。因为减少了吃饭次数，餐与餐的间隔拉长了，那么饥饿感就会比较强烈。当吃饭的时候，他们就会比往常吃得更快、更多。结果还是不瘦反胖。

要想通过减少就餐次数来减肥、减脂，一定要控制每餐的糖质摄入量。另外，还要防止吃饭过量。

当人缺乏蛋白质的时候，多吃蛋白质可以改善体质。当人不缺蛋白质的时候，吃饭的时候可以喝些汤，并多摄入富含膳食纤维的食物，以增加饱腹感。

一日三餐，顿顿不落，就一定好吗？

以下是很多医生在对糖尿病患者或肥胖的人进行饮食指导时，常说的话：

"营养一定要均衡"，随后还会补上一句"一日三餐都要好好吃才行！"前面我也讲过，减少每天的进餐次数，可能会引起消化吸收的效率提高，或者出现吃饭过量的情况。

但是，并不是所有人都适合一天吃三顿饭。有些人减少进餐次数，只要总量不吃多，就不会发胖。

减少进餐次数，势必拉长餐与餐的间隔时间，那么人就容易产生空腹感（饥饿感），但实际上有很多方法可以抑制空腹感。而且，餐与餐的间隔时间拉长后，肥胖激素胰岛素水平也会在较长时间内保持较低水平，有利于人减重。

只要胰岛素在较长时间内保持低水平，人就不容易产生空腹感，就可以减少摄入多余的食物。

不管怎么说，我们都应该找到适合自己的进餐次数、进餐的间隔时间。

　　有的人一天吃两顿饭就会有充沛的精力,有的人一天只吃一顿饭也不会感觉饿,但也有的人一天吃 6 餐,少吃多餐,也不会胖。总而言之,人与人的个体差异太大了,我们不能盲目地模仿别人,而应该努力地找到适合自己的饮食习惯。

　　所以,大家可以先尝试各种进餐方式,找到最适合自己的进餐次数、间隔时间,并且容易坚持的习惯。

所谓的"营养均衡",真的科学吗?

　　前面讲过,日本消费者厅认定的"特定保健食品",外包装上必须标注一句健康提示:"饮食请注意营养平衡,主食、主菜、副食应合理搭配。"以提示消费者注意营养均衡。

　　"营养均衡"是我们在日常生活中经常见到、听到的保健用语。但是,"营养均衡"的内容非常重要,到底怎样搭配各种营养才算均衡呢?

　　日本厚生劳动省推行的营养均衡标准是"一日的能量来源碳水化合物占六成,脂肪占两成,蛋白质占两成"。但实际上,这个营养搭配标准"很不均衡"。

　　说心里话,这只不过是"一般日本人的饮食习惯"而已,把现有的饮食习惯当作一种指导标准,请问有什么指导意义呢?可以说,这个指导标准,或者说日本人的饮食习惯,没有任何的科学依据。

　　结果,就是现在我们看到的,越来越多的日本人身体里的内脏脂肪不断地增多,患上代谢综合征的人也越来越多,最后甚至导致糖尿病、癌症等严重疾病。

那么，什么样的营养均衡，才是科学的营养均衡呢？

我认为，科学的营养均衡，是指"您所需要的营养"获得均衡补充。

但是，"您所需要的营养"的准确量，谁也不知道。因为世界上还没有一个公认的科学根据。

我们唯一知道的是"人不吃碳水化合物（这里指糖质和膳食纤维），是不会死的"。可是，您所需要的"蛋白质的量""脂肪的量"，目前还没有一个科学的计算方法。因为现代科学对人体营养方面的研究还存在很多不明确的地方。

不知道的事情，我们不知道该怎么办，但我们知道糖质摄入过多一定对健康不利，所以我们可以先从限糖做起。

酒精会停止脂肪的分解

"酒含的糖质少，我喝点小酒没问题吧。"很多朋友可能会有这样的想法。确实，像白酒、威士忌这样的蒸馏酒，含的糖质很少，不会促进胰岛素的大量分泌。**可是大多数人不知道的是，人喝酒后，体内分解脂肪的机能就停止了。**

我们喝酒之后，肝脏就会优先去分解酒精。这种情况下，肝脏自然就会先停止对脂肪的分解。也就是说，不仅仅胰岛素有减少我们"瘦身时间"的作用，酒精也有相同的作用。

而且，人喝酒之后，糖质新生反应也会停止，血糖值容易降低。在这种状态下，负责理性的大脑区域，也会在酒精的作用下变得迟钝起来。也就是说，"人喝醉之后更容易感到饥饿"。所以，很多人在喝酒之后还想吃碗拉面或甜点……

有些本来就很瘦的人，喝酒可能不会发胖，但对大多数人来说，喝酒是会导致发胖的，或者至少瘦不下来。

有喝酒习惯的朋友，如果您正苦恼于自己超重的身体，就不妨先戒酒试试。

好了，读到这里相信您已经了解以往那些"常规减肥方法"存在的陷阱和不科学的地方了。而其中最大的陷阱就是"限制卡路里"。

一般人的日常饮食大多奉行传统的饮食比例——"碳水化合物六成 + 脂肪两成 + 蛋白质两成"。一旦让他们限制卡路里，他们就会遵照这个比例，从整体上减少食物的摄取量。我一再强调过，这个传统的"6+2+2"的比例，是糖质过剩而蛋白质不足的典型代表。而按照这个比例，从整体上减少食物摄取量的话，虽然可以少摄入一些糖质，但是加重了蛋白质不足的情况。结果，肯定会给健康带来危害。

坚持限制卡路里的减肥方法，不可能让我们在减少内脏脂肪的同时，还保持健康。下一章我将进一步为大家讲解限制卡路里的危害，以及什么才是真正科学的营养均衡。

增加内脏脂肪的不良饮食习惯

▼

糖质摄入过剩

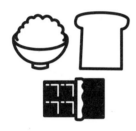

限制卡路里

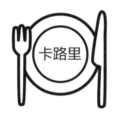

大量吃蔬菜（尤其是根和根状茎蔬菜）

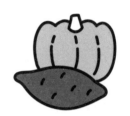

以鱼类和大豆为中心

限制肉、蛋的摄入

减少整体摄入量

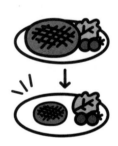

严格遵循一日三餐

国家提倡的"营养均衡"饮食

饮酒过度

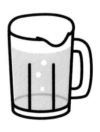

第 **6** 章

内脏脂肪退散

被卡路里束缚，怎么可能瘦得下来？

——抛弃过时的卡路里指标，改用"PFC 量"

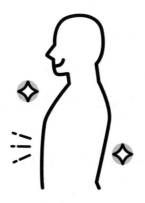

"卡路里指标"的科学依据为零！

在前一章里，我们学习了以往大家习以为常，却漏洞百出的减肥方法和饮食习惯。要采用那些方法减肥，您不但减不掉内脏脂肪，而且搞不好还会损伤身体，让内脏脂肪不减反增。其实，那些错误的减肥方法的背后隐藏着一个错误的理念——"限制卡路里"。

我给大家讲过，"吃油脂也不会让我们发胖"。仅仅凭借这个事实，就可以证明"限制卡路里"来减肥的荒谬性。

但是，即使现在，卡路里理论也依然大行其道，很多人对它深信不疑。

很多营养师、健身教练，甚至医院的医生，如今依然在使用卡路里理论。

哈佛大学医学院的研究人员经过研究发现，对人类代谢来说，卡路里理论的科学依据为零！并于 2020 年 10 月提出"停止计算卡路

里"的主张。

（参考：https://www.health.harvard.edu/staying-health/stop-counting-calories）

我先讲结论，大家可以按照下面的方式更新自己的思维方式。我们应该根据人体的"新陈代谢"来看待健康饮食、减肥的问题。

旧：卡路里　　→　　新：能量

旧：显示食物的卡路里　　→　　新：显示 PFC 量

PFC 是个新概念，所谓 PFC 是三大营养物质英语单词首字母的缩写，P= 蛋白质、F= 脂肪、C= 碳水化合物。接下来，我会在讲卡路里（热量）的同时，再重点讲解 PFC 量。

通过上面两个"→（转换）"，我们可以更好地理解人体的新陈代谢。

 将食物燃烧，确定它的"卡路里"

"卡路里"是一个大家耳熟能详的词，把食物的卡路里和健康挂钩则是一种极其错误的观念。如果现在哪位专家还在用卡路里跟您谈健康，建议您和他保持距离。因为卡路里理论已经过时。

您知道一种食物的卡路里（热量）是如何确定的吗？简单地讲，就是**"将食物燃烧，看能把水加热多少"，就是卡路里。**

准确地讲，卡路里的定义是"在标准大气压下，将 1 g 水的温度提升 1 ℃所需的热量，就是 1 卡路里"。具体测量方法是，将干燥的食物放入"弹式量热器（bomb calorimeter）"中，加入氧气使食物燃烧，根据容器温度升高的多少来确定食物的卡路里数值。

这种方法于 1883 年由化学家鲁布纳（Rubner）发明，后来，研究人员对他的方法进行了各种修正，但最基本的方式得到了保留和沿用。可见，这种方法已经有 130 多年的历史。

请大家思考一个问题，食物被我们吃进肚子之后，会发生燃烧吗？答案当然是否定的。恐怕在漫长的人类历史长河中，没有任何一个人会在肚子里燃烧食物以获得能量。

我们的身体里会借助"酶"的作用对食物进行消化及发生新陈代谢作用。那么理所当然的是，同一种食物燃烧所释放的能量，和通过酶的代谢所释放的能量是完全不一样的。

"摄取的卡路里"小于"消耗的卡路里"，依然瘦不下来?!

以卡路里理论为基础的减肥方法，常说"只要摄取的卡路里小于消耗的卡路里，人就能瘦下来"。表面上看起来，这种说法没什么问题。消耗的热量只要比摄入的热量多，就说明动用了储备的热量，那么人自然就会瘦。这有什么问题呢？

可是，这是基于卡路里理论的思维方式，它存在一个巨大的陷阱。正如我前面所说的那样，摄入和消耗热量的过程，并没有反映出人体真实的代谢过程。

我们先来看看"摄取的卡路里"。

按照卡路里理论，我们摄入的卡路里，应该是在摄入食物之前，将食物燃烧计算出的热量值。

也就是说，这个计算方式完全无视了人的体质和身体状况。食物还没吃进肚子，它们的热量值就已经 100% 确定了。

这就是一个大错误! 我为什么这么说? 因为人摄入的食物能制造出多少能量，要看食物进入人体后会发生哪些反应，而这个过程相当复杂。不同的人、不同的体质、不同的身体状况，相同的食物制造出来的能量有可能完全不同。

即使是同一个人，在不同的身体状况下，吃下同样的食物有可能会变胖，有可能不变，也有可能变瘦。

卡路里理论则完全不考虑这些情况，认为"不管在什么情况下，摄入同样的食物就会制造出同样的能量"。这显然是不正确的。举例来说，当人饥饿的时候，即使吃下和以往相同的食物，人体吸收效率都会高一些，制造出的能量也就多一些。而如果刚吃饱的人，吃下相同的食物，人体消化吸收食物的效率就会降低，制造出的能量就会少一些。

由此可见，如果抛开各种因素，一味地强调摄入食物的卡路里，实际上这对减肥是没有意义的。

"食物在摄入之前的热量值"，和受到消化、吸收，以及身体状况等各种因素的影响，而"实际制造出来的能量值"之间是存在很大的偏差的。

因此，"'摄取的卡路里'小于'消耗的卡路里'人就会瘦"的说法本身就是不科学的。因为"摄取的卡路里"这里就存在很大的不确定因素。

 烹调方法也会改变食物的热量？

固定数值的食物卡路里，与我们实际消化、吸收的食物所制造的热量，存在很大的偏差。除了我们的体质、身体状况等因素的影响，还有其他原因。

实际上，食物的烹调方法会影响我们对食物的消化、吸收。与生食相比，煮熟或烤熟的食物被肠胃消化、吸收的比率更高一些。

也就是说，同样的食物，虽然热量值是固定的，但因烹调方法的不同，被人体摄入体内后制造的能量也是不同的。

摄取食物所制造的能量，会因消耗
能量的不同而不同

固定数值的"摄取的卡路里"之所以荒谬，还有一个理由。

我们摄取的食物所"制造的能量"，会因为"消耗的能量"不同而发生变动。

请大家想象一下下面的场景：

在一整天的时间里，您什么也没做，除了吃饭、上厕所，就是躺在沙发里看电视，那么，消耗的能量就比较少。因为消耗的能量少，所以肠胃吸收营养的效率也会降低。

反之，如果您参加了激烈的体育比赛，消耗的能量非常大，或者您长时间没有进食了，此时吃东西的话，肠胃的消化、吸收效率会非常高。也就是说，我们身体的状态会影响食物的消化、吸收效率，在不同的身体状态下，摄入相同的食物，也会制造出不同的能量。

由此可见，用固定的热量数值来衡量食物进入人体内制造的能量，是多么不科学。

 卡路里理论还忽视了肠道菌群的
"发酵"作用

说"摄取的卡路里"不科学，还有一个理由。

我想大家多少都听说过"肠道菌群"这个词吧。实际上，在我们的肠道中存在着大量的细菌群落，它们会对我们摄入的食物进行"发酵"。这个发酵作用，是我们人类生存不可或缺的重要反应。

举个例子，我们大肠的细胞无法以糖、蛋白质及脂肪为营养来源，它只能以"短链脂肪酸"为营养。而短链脂肪酸是肠道菌群对食物进行发酵的产物。所以，如果没有肠道菌群的话，大肠细胞首先不能存活。

另外，肠道菌群还可以制造烟酸和维生素 B_6、B_7（生物素）、B_9

（叶酸）、K等。有了这些维生素，人体才能保持正常的工作。

在我们的肠道内，生活着100万亿个肠道细菌。而我们人体的细胞总数量才只有60万亿个左右，也就是说，肠道细菌的数量超过了人体细胞的总数。

肠道细菌会"混"在我们的大便中被排出体外，其实大便中有一半的重量都来自肠道细菌。

读到这里，大家可能已经意识到，传统的卡路里理论，并没有考虑我们肠道内的菌群。因为在卡路里理论诞生的时候，有关人体代谢及肠道菌群的作用，尚未解明。

具有相同热量的不同食物，进入我们的肠道后，在菌群的作用下所发生的发酵反应也大不相同，因此，制造的能量也不一样。另外，不同的人肠道内生活的菌群种类及数量也千差万别，所以，不同的人吃完全相同的食物，所获得的能量也可能完全不同。

由此可见，只在意被人体摄入前通过燃烧食物测定的热量值，无视肠道菌群的发酵作用，不考虑人体的健康状况，这样的"卡路里"怎么能作为测定食物能量的指标呢？

"准备吃进嘴里的食物的卡路里"和"胃肠消化吸收的食物所制造的能量"存在很大的偏差。

我们吃进去的食物，被肠道菌群当作发酵的材料使用，发酵后所产生的成分再被肠道吸收。而只考虑吃进去之前所测定的食物热量，即传统的卡路里理论，完全忽视"人体吸收的能量"，是非常不科学的。

消耗的卡路里也会变动！

　　之前我为大家讲解了"摄取的卡路里"有多么不靠谱，这次我们再来看看卡路里理论中所谓"消耗的卡路里"是不是科学的。

　　传统的卡路里理论认为，只要人的运动量相同，那么"消耗的卡路里"也是相同的。但实际上，消耗的卡路里同样会根据情况的不同而不同。

　　如果人减少摄入的食物量，那么身体就会自动开启"节能模式"。在这种模式下，我们身体的基础代谢会下降，与以往做等量的运动，消耗的能量也会有所不同。这种情况下，即使这个人身体内的肌肉量不变、体脂率不变，消耗的能量也会发生变化。

　　关于我们身体消耗的卡路里，"可以通过消耗的氧气量，以及产生的二氧化碳量来判定"。关于这个问题，一句两句也解释不清楚，我会在最后的部分进行单独的讲解。

相同卡路里的食物，因为"质"的不同也会影响内脏脂肪的形成

　　我们吃进肚子里的食物，会因为代谢过程的不同，而获得不同的能量。因此，吃进肚子之前测定的所谓卡路里数值，和我们实际获得的能量数值，是存在很大的偏差的。

　　同是热量为 100 卡路里的食物，如果是充满糖质的食物，吃下去之后会促进胰岛素的大量分泌，从而增加体内的脂肪。而在这个过程中，体内也完全不会燃烧脂肪。

　　但如果吃下热量为 100 卡路里的高蛋白质、低糖质食物，身体会分泌少量胰岛素，从而使体内脂肪的燃烧暂时停止。因为分泌的胰岛素量比较少，所以停止燃烧脂肪的时间也不会太长。

　　如果吃下热量为 100 卡路里的纯脂肪性食物，身体基本上不会分泌胰岛素，因此体内脂肪会一直在燃烧。

　　可见，不同种类的食物，即使热量相同，进入人体之后所引起的反应也会大不相同。请允许我再啰唆一遍，说"相同热量的食物，让我们发胖的程度是一样的"，是绝对错误的观念。

　　吃高蛋白质和高脂肪的食物，反而会让人变瘦，也就是说，"即使增加卡路里的摄入也可能让人瘦下来"。这个事实足以否定传统的"卡路里理论"，也足以让我们看到"'摄入的卡路里'小于'消耗的卡路里'可以使人变瘦"的观念，是多么不科学。

　　为什么吃高蛋白质、高脂肪的食物还会变瘦？因为摄入蛋白质、脂肪食物之后，并不会引起体内胰岛素的大量分泌。在身体没有追加分泌胰岛素（在基础分泌之上，饭后追加分泌的胰岛素）的情况下，体内脂肪会继续燃烧。前面我一再强调，"瘦与不瘦"，胰岛素是最重要的一个影响因素。

　　即使我们吃的食物富含油脂、热量极高，只要不会促进胰岛素的分泌，就不会让我们变胖。但同等热量的食物，如果富含糖质的话，那就是另外一回事了，它会促进胰岛素的大量分泌，从而使我们变胖。

 膳食纤维所含的热量应该为零！

传统的卡路里理论还有一个重大的错误。

那就是关于膳食纤维的热量设定。以卡路里理论为基础的现代营养学认为，1 g 膳食纤维的热量为 2 卡路里。

但是，膳食纤维并不会变成我们身体所需的能量。因为我们的肠胃并不能消化、吸收膳食纤维。我们从嘴里吃进去的膳食纤维，还会原封不动地排出去。所以，膳食纤维能给我们带来的能量是零。

按照卡路里理论，燃烧食物所产生的热量被定义为该食物所含的热量，所以卡路里理论认为膳食纤维是有热量的。而现在加工食品的外包装上，需要注明食物各种成分所含的热量，因此含有膳食纤维的食品，都标注了膳食纤维的热量。这明显是个错误，原本不会给人体带来能量的东西，却被标注了热量。

一个典型例子就是作为甜味剂的甜菊糖。

甜菊糖是以植物甜菊为原料制造的不含糖的甜味剂（参考：https://steviahealth-shop.com）。下面我们来分析添加了甜菊糖的食品。

从商品标签上看，白色的甜菊糖可以减少 90% 的热量；褐色的甜菊糖可以减少 50% 的热量（和等量的砂糖比较）。这两种甜菊糖所减少的热量百分比之所以不同，就是因为它们所含的膳食纤维不同。

因为褐色甜菊糖所含膳食纤维较多，所以商品标签上显示它所含的热量高于白色甜菊糖。

因此，褐色甜菊糖给人的印象是，所含热量比白色甜菊糖多，吃了更容易发胖。但实际上，不管含膳食纤维多还是少，膳食纤维进入人体后都不能转化为能量。

这个例子再一次证明，标准食物的卡路里含量毫无意义，卡路里理论大错特错。

 "卡路里" = "能量"？

因为传统的卡路里理论"统治"人们的头脑时间太长了，所以在一般人的观念中，认为食物所含的"卡路里"就等同于食物所能制造的能量。但实际上卡路里的含义并不单单指能量。谈到食物的卡路里，需要附带以下几个条件。

- 燃烧之后测定的热量值
- 认为摄入之前的热量等于摄入之后在人体内制造的能量
- 认为卡路里可以与 PFC 进行转换
- 认为膳食纤维也可以为人体制造能量

从上述几点也可以看出来，卡路里理论就是若干错误观念的大集合。所以，一谈到健康饮食，只要有人用卡路里来说事情，那就应该提高警惕，最好和他保持距离。

以后，请大家放弃"卡路里"这个词，换成"能量"才对。

用 PFC 量来衡量食物中的营养

那么，**我们在分析食物中的营养时，该用什么标准来衡量呢？不是卡路里，而是"PFC 量"。**

PFC，分别是 P=Protein（蛋白质）、F=Fat（脂肪）、C=Carbohydrate（碳水化合物）三大营养物质。

原本，膳食纤维不会被人体吸收，不影响我们的代谢，所以它不应该算入碳水化合物中，计入糖质的数值更合理。但在英语圈中，没有"糖质"这个单词，所以现在姑且把膳食纤维算入碳水化合物。

在听到有所谓的营养专家讲"卡路里怎样怎样"，您可以无视他的发言。他用"卡路里"这个词就等于向大家宣布"我不懂营养的基本常识"。

第 7 章

无法减少内脏脂肪的运动
和能够减少内脏脂肪的运动

——有些运动做得越多，越容易让我们变成
"增长脂肪的体质"

内脏脂肪退散

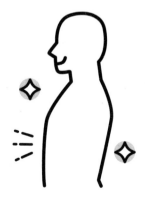

运动真的能减少脂肪吗？

我接诊体重超标的患者时，会告诫他们"该减肥了"，结果，大部人的回答要么是"好的，回去我就运动起来"，要么是"对，不运动不行了"。

但是，我并不推荐单靠运动来减轻体重。另外，从有效性来看，单靠运动来减轻体重，是非常困难的。

对肥胖的人来说，如果不能像马拉松选手那样每天进行超大运动量的训练，是无法减重的。但那样的运动量对一般人来说，根本难以做到，如果一般人贸然去做，他肯定会以受伤而告终。

日本人在明治时代以前，每天的运动量还是相当大的。

那个时代的生活可不像现在这么方便，现在要做饭的话，只要一拧开关，燃气灶就点燃了。而那个时代，要先去砍柴，才能生火做饭。喝水也要去水井打，再挑回家。打扫卫生全靠扫把扫，用抹布擦，哪里有吸尘器、扫地机？洗衣服也只能用搓衣板来搓……总之，生活中的大部分事情都需要让身体动起来。

那个时代没有自行车、汽车、地铁，移动全靠一双腿。人也不对着电脑伏案工作，能够坐着工作的，也只有为数甚少的"高级人士"。

那时人们每天的运动量，是现代日本人根本无法想象的。

 有氧运动反而会帮我们练出易胖体质？

慢跑或游泳等有氧运动，对身体真的有好处吗？当然，有氧运动对人体的健康具有积极的影响。有氧运动不仅使身体健康，还对精神有好处。有研究报告显示，仅仅 5 分钟的慢跑，就可以促进人的心理健康。

但是，长时间的有氧运动，也有不好的一面。

因为在不补充蛋白质的情况下，进行长时间的有氧运动，会消耗肌肉，让肌肉量减少。

在蛋白质不足的情况下进行有氧运动的话，体内就会产生消耗肌肉制造能量的"糖质新生"反应。这样运动，不仅不能增长肌肉，还会消耗肌肉，严重的话还会让我们变成易胖体质。

如果人在断食的过程中还要进行运动的话，那么体内储存的糖原消耗殆尽之后，就该开始代谢脂肪了。但是，如果运动量过大、持续时间过长，就该开始发生分解蛋白质的糖质新生作用了，把蛋白质转换成糖质。

我一再强调过，大部分日本人都缺乏蛋白质，从食物中摄取的蛋白质也不够。在这种状态下，如果坚持长时间的有氧运动的话，摄入的蛋白质就会转换成能量被身体利用。摄入的蛋白质用完了，就该开始使用构成身体的蛋白质了。也就是说，这次该开始分解肌肉了。

在断食状态下，进行长时间的有氧运动的害处就是激发糖质新生反应，分解身体的肌肉，让肌肉的蛋白质转换成糖质（能量）。

肌肉减少对身体健康当然不是好事，而且会使我们的基础代谢降低。也就是说，如果我们身体上肌肉比较少的话，那么安静地躺在床上时消耗的能量就会比较少。

总而言之，**人如果在蛋白质不足的情况下，勉强自己做长时间的有氧运动，结果就是消耗肌肉，降低基础代谢，让身体变成易胖体质。**

要想打造燃烧脂肪的体质，
"力量训练"必不可少

那么，如果要问什么样的运动可以帮我们打造容易燃烧脂肪的体质，那就是在充足摄入蛋白质的基础之上，进行力量训练，锻炼自己的肌肉。

肌肉增加之后，人体的基础代谢也会随之提高，在做其他运动的时候，消耗的能量也会增加，身体自然容易瘦下来。

要锻炼肌肉，最有效也是最安全的方法是去健身房，在教练的指导下进行训练。但受到种种条件限制，很多朋友没有条件经常去健身房锻炼。这样的朋友，可以利用自身的体重，进行"自重训练"。也可以使用弹力带、健腹轮等商店里可以买到的简易健身设备在家里进行锻炼。

　　但是，不管用哪种方法锻炼，如果方法不当，都可能会引起肌肉拉伤等运动损伤。所以，最好先找书或上网学习一些正确的锻炼方法，而且一定要循序渐进，锻炼不能贪多。

　　拿我来说，我使用健腹轮来锻炼腹肌，一开始都是膝盖着地地练习。经过几个月的训练，当腹肌强健到一定程度，才敢慢慢加大难度，让膝盖离开地面，只用脚撑地。

这是我在网上花3000日元购买的健腹轮。经过几个月的训练，我才能，也才敢将膝盖离开地面，只用手和脚撑地进行练习。

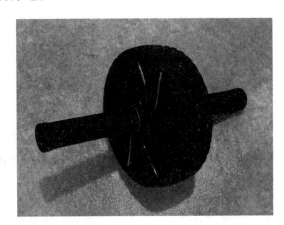

　　另外，大腿、臀部的肌肉比较多，也是能量消耗的大户。所以将臀、腿的肌肉练结实，也可以有效地提高基础代谢。

　　锻炼臀、腿，我推荐深蹲。但深蹲很讲究方法，方法不正确的话，会造成膝盖或腰部损伤。因此，在训练深蹲之前，请大家认真学习正确的深蹲方法。

　　前面讲了有氧运动的缺点，但并不等于说我完全不让大家进行有氧锻炼。

　　其实，只要做5分钟的有氧运动，就可以提高我们的注意力，并缓解精神压力。如果连续做 20～30 分钟的有氧运动，就可以有效减少体内皮质醇的分泌量。而皮质醇是有名的"压力激素"。减少皮质醇的分泌，就可以减轻人的精神压力。

我们的肾脏上方有一个名叫肾上腺的器官，它就像一个小脂肪块，皮质醇就是由它分泌的。而皮质醇可以帮我们应对精神压力。

但是，在进入近代以前，人类在漫长的进化历程中，只有在非常紧急的时刻，肾上腺才会短时间地分泌皮质醇。比如，遇到猛兽，产生巨大恐惧并准备逃跑的时候，才会分泌皮质醇。

可是到了近代，我们的社会变成"压力社会"，人在社会中生活，面临着来自各个方面的持续压力，因此皮质醇成了我们长时间地分泌的激素。可是，我们的身体并不适应体内长时间地存在皮质醇的状态。

那么，体内长时间地存在皮质醇会给我们带来什么影响呢？首先，掌管头脑理性和记忆的"前额叶皮质"和"海马体"开始萎缩。而且，脑细胞比以往更快地死亡，并且难以增加。最初的症状体现在"短期记忆"能力下降。实际上，如果我们长期背负较大的精神压力，就会发现自己很容易忘记眼前的事情。

皮质醇对我们的伤害不仅仅如此，**它还会成为我们过度饮食的凶手。科学家研究发现，"中心性肥胖"就可能是由皮质醇引起的。**

所谓中心性肥胖，是指腰腹部位的肥胖，也就是内脏脂肪的过度堆积。

进行有氧运动可以减少皮质醇的分泌。因此它可以缓解精神压力、防止脑的萎缩，还能抑制过度饮食，让身体处于更加容易燃烧脂肪的状态。

换句话说，单纯的有氧运动可能不容易减轻体重，但它对我们减轻体重是有积极的帮助的。

但是，对 BMI 超过 30 的朋友来说，突然有一天去跑步，会给膝盖、腰部造成沉重的负担，甚至会引起运动损伤。这种情况下，可以先通过快走、慢速骑自行车、水中慢跑等负荷较轻的运动把肌肉的力量练起来，同时通过饮食减轻体重。然后才能逐步地过渡到跑步等有氧运动。也就是说，不是通过有氧运动来减轻体重，而是体重减轻之后再进行有氧运动。

"力量训练后再做有氧运动"，让能量消耗暴增

"力量训练 + 有氧运动"的组合运动方式，可以极大地增加我们消耗的能量。可以说，在力量训练之后再做有氧运动，是最有效的减脂运动方法。

进行力量训练，要使用肌肉中储存的糖质（肌糖原），消耗肌糖原之后，身体就可以切换到代谢脂肪或糖质新生的状态。

在糖质新生作用中，要使用能量才能将蛋白质转换为糖质，因此进一步增加能量的消耗。

但是，为了防止在运动中分解肌肉，最好在运动前补充充足的蛋白质。

我常用的方法是运动前服用蛋白粉，或者在运动中补充氨基酸补

剂，因为氨基酸比蛋白质吸收速度更快。有了足够的蛋白质，我们在运动中就不会分解肌肉，而是燃烧脂肪。

有一点需要提醒大家，在运动中补充蛋白质，因为消化、吸收需要时间，所以来不及供给运动所需的蛋白质。因此，应该在运动前服用蛋白粉，或者吃足够的肉、蛋来补充蛋白质。氨基酸补剂就不同了，它不需要消化，可以直接被肠胃吸收，因此可以在运动中补充。

近年来，富含人体所必需的氨基酸的营养补给花样不断地翻新，市场上可以买到各种相关产品，大家可以根据自己的需要进行选购。不过要注意的是，如果只大量补充人体必需的氨基酸，有可能会造成其他不必需的氨基酸缺乏，或者其他营养素不足。因此，应该均衡补充各种氨基酸和营养素，以免造成营养不良。

另外，要减少内脏脂肪，运动并不是必需的。但要想减掉多余的皮下脂肪，那运动就是必不可少的了。

换句话说，不运动的话，皮下脂肪是不会减少的。

还有一点我想大家都知道，肌肉的比重要大于脂肪，体积相同的情况下，肌肉比脂肪重。您进行力量训练的话，会把肌肉练得很强健，这个时候，就不要太在意体重的增减。因为如果肌肉增加而脂肪减少，人看起来是瘦了，但体重有可能反而会增加。

现在家庭使用的电子体重秤，大多带有测量"体脂率"的功能。但是，家用体重秤测量体脂率的机器比较简易，测定的数据准确率比较差。大家只能作为一个参考。

总而言之，大家在进行力量训练的过程中，不要把体重当作一个重要指标，应该多照照镜子，关注自己体形的变化。

合理安排运动顺序，不要让运动分解肌肉！

▼

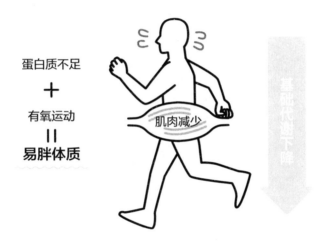

蛋白质不足

＋

有氧运动

＝

易胖体质

肌肉减少

基础代谢下降

补充蛋白质后
进行力量训练

＋

有氧运动

＝

易瘦体质

燃烧内脏
脂肪

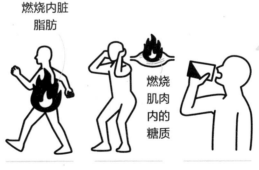

燃烧
肌肉
内的
糖质

基础代谢提高

| 有氧运动 | 力量训练 | 补充蛋白质 |

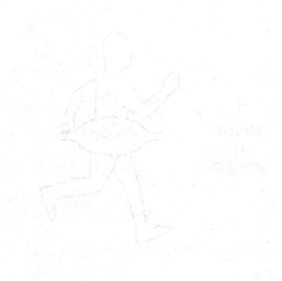

第 **8** 章

内
脏
脂
肪
退
散

减少、消除内脏脂肪的
"蛋白质、脂肪性食物"

——吃饱吃好还能成功减重 14 kg 的最强饮食

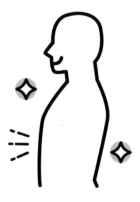

不仅仅能变瘦！改变饮食习惯还能大幅改善高血糖指标

有一种饮食搭配可以抑制肥胖激素胰岛素的分泌，并具有提高内脏脂肪燃烧效率的效果，我把这种饮食搭配称为"蛋白质、脂肪性饮食"。

我在 2014 年 11 月设计出这套饮食方法，主要目的是帮糖尿病患者改善高血糖指标。而这种饮食方法的第一号实践者，就是我自己。

结果，1 年后我成功减重 14 kg。

瘦身之前，我的血红蛋白 Alc 数值勉强及格，但瘦身之后数值就完全正常了。而且脂肪肝的情况也得到改善，感觉自己的身体轻松了很多，整个人的身体、精神面貌都有了极大的变化。

在自己身上见到效果，我就把这套饮食方法推介给自己的糖尿病患者，结果也眼见着他们逐渐瘦下来，糖尿病的高血糖指标也快速地得到改善。

其中有一位体重超过 100 kg 的高度肥胖患者，他的身体状态就像我前面讲过的，**"每个脂肪细胞已经胀满了，而且脂肪细胞的数量也增多了"，他当时就是极难瘦下来的体质。但实践我的限糖饮食方法后，他的体重开始下降，仅用半年时间就减重 15 kg。**

从这些现实中的成功案例我们可以看出，只要吃下去的食物不会促进胰岛素的分泌，就可以迅速地减掉内脏脂肪。

本章我就为大家介绍可以减掉内脏脂肪的"蛋白质、脂肪性饮食"。

 先后顺序很重要！

两个人吃完全相同的几种食物，如果吃各种食物的先后顺序不同，那就可能会引起完全不同的结果。如果弄错了食物的先后顺序，那么原本对身体有益的食物，就可能对身体造成不良影响。

举例来说，人在蛋白质不足的情况下，如果摄入大量的维生素，不仅不能补充维生素，还会引起胃部不适，甚至会引起恶心、呕吐。

因此，为了强调蛋白质的优先地位，我把我的保健饮食方法命名为"蛋白质、脂肪性饮食"，把蛋白质放在了最前面。

另外，人有一个特性，就是与"忍耐"相比，更倾向于"积极地索取"。所以，我没有用"限糖饮食"这个名字，而用了"蛋白质、脂肪性饮食"的名字，意思是鼓励大家多摄取蛋白质和脂肪性食物。如果用"限糖饮食"这个名字的话，大家的头脑就会不自觉地产生抵触的情绪，毕竟糖质是很多朋友最喜欢的食物。而且，"限糖饮食"

这个名字，说不定反而会激发一些朋友对糖质的渴望。

　　所以，与其强迫大家不做某事，不如引导大家多做其他事情。这样，大家更容易接受这件事，成功做成这件事的概率也就更大。

如何补充动物性蛋白质？

　　首先，我们应该补充最重要的动物性蛋白质。基本来说，我推荐大家通过摄入肉、蛋和乳清蛋白来补充动物性蛋白质。

　　我们生活中常见的肉类有牛肉、猪肉、鸡肉、羊肉等，大家喜欢哪一种可以多吃一些。不过，猪肉因为脂肪含量较高，我们要区分补充蛋白质还是补充脂肪的两种情况，根据自己需要的情况，合理地选择摄入猪肉的部位和比例。比如，要补充蛋白质，同时控制脂肪的话，可以吃猪里脊肉；要补充蛋白质，同时也要补充脂肪的话，可以选择猪五花肉。

　　鸡蛋被称为"完全营养食品"，含有非常优质的蛋白质；乳清蛋白则是从牛奶中提取出来的蛋白质。

　　我们人类是哺乳动物，所以同为哺乳动物的牛、羊、猪的肉应该作为我们的主要动物性蛋白质来源，因为我们对它们的吸收率比较高。接下来是鸡肉，然后才是鱼肉。

　　鱼肉的蛋白质从质量上来说不逊于肉、蛋，但从人体吸收率来看，要明显低于哺乳动物和鸟类的肉。另外，前面我也讲过，把鱼作为主菜的话，一餐所摄取的蛋白质的量是不够的。在这一点上，鱼肉不如牛肉、猪肉、鸡肉等。所以如果把鱼肉作为主要的蛋白质来源，就有可能造成蛋白质不足的情况。

但是，吃鱼肉也有独特的好处，因为鱼的脂肪含有 DHA（二十二碳六烯酸）、EPA（二十碳五烯酸）。不过，烤鱼和鱼干中的 DHA 和 EPA 已经被破坏殆尽，所以吃鱼最好选择其他烹调方式。

顺便说一下，我就很喜欢吃鱼，偶尔可以吃一些生鱼片解解馋。

也有不少朋友把"大豆"当作重要的蛋白质来源，我已经反复地解说过，像大豆蛋白这种植物蛋白，在人体中的吸收率比较低。把大豆作为蛋白质的来源，性价比不高。

强化蛋白质，乳清蛋白是很好的选择

乳清蛋白，顾名思义，是从乳清中提取的蛋白质。

"乳清是什么东西？"可能还有朋友不太了解乳清，简单地说，大家在喝酸奶的时候，有没有发现静置的酸奶表面会有一层透明液体？这层液体就是乳清。

在日本，主流的乳清蛋白产品主要有两种，一种是"WPC（乳清浓缩蛋白）"，另一种是"WPI（乳清分离蛋白）"。

下面分别介绍这两种乳清蛋白的特点：

"WPC"的特点

- 价格比较便宜
- 添加了乳糖
- 蛋白质含量相对较低（70%~80%）

"WPI"的特点

- 价格比较高

- 不添加乳糖

- 蛋白质含量较高（90% 以上）

从蛋白质的含量来讲，当然是含量较高的 WPI 更好。而且，日本人中有很多人对乳糖不耐受，摄入乳糖会引起肠胃不适。这样看来，还是选择不含乳糖的 WPI 比较好。不过，日本药妆店所销售的乳清蛋白产品，大多数都是价格便宜的 WPC。

另外，乳清蛋白产品中还有一种叫作"WPH（水解乳清蛋白）"，是对乳清蛋白进行进一步的加工、水解后得到"更小"的蛋白质。与其说它是蛋白质，倒不如说它是肽或氨基酸的状态更准确。WPH 的分子比 WPI 的更小，人体对它的吸收速度也更快。不过，WPH 吃起来略带苦味，日本国内很少有企业生产 WPH。市面上销售的 WPH 产品大多都是海外制造的。

再有，市面上还有从大豆中提取的大豆蛋白制品。

因为它是植物蛋白，被吸收的速度比较慢，因此给人的感觉是吃下去后"更耐饿"。之前讲过，摄入蛋白质也会促进身体分泌一定量的胰岛素，那么大豆蛋白吸收得慢、吸收时间长，也就会造成吃下去后在较长的时间里身体都在分泌胰岛素。也就是说，"让身体瘦不下来的时间"增加了。

由此可见，大豆蛋白与本书所追求的主旨不符，因此我不推荐大豆蛋白制品。

现在药妆店有各种乳清蛋白产品销售，大家选购的时候一定要看清原材料。很多市售的乳清蛋白产品都含有精炼植物油、乳化剂、增稠剂等添加物。

其中尤其要注意的是精炼植物油，因为精炼植物油中含有反式脂肪酸，对身体有不良影响。乳化剂也值得警惕。

我建议大家最好还是不要买带添加物的乳清蛋白产品。所以，我觉得与其在药妆店买，不如在网上的专卖店买。因为专卖店里有很多外国产品，外国乳清蛋白产品不含添加物的居多。

我自己服用的乳清蛋白产品，主要有以下品牌，供大家参考。

- WPC：Be Legend、Myprotein
- WPI：Fine Lab

Be Legend 和 Myprotein 的 WPC 产品比较出名，但它们也有自己的 WPI 产品。

在健身的人群当中，Gold Standard（金标准）级别的全乳清蛋白也很有名。

近年来，随着蛋白质补剂的流行，高品质的乳清蛋白产品也层出不穷。要想通过乳清蛋白产品补充蛋白质的话，就得每天吃。既然每天吃，还是应该避开那些添加物太多、蛋白质含量低的产品。

通过什么指标看体内蛋白质是否充足？

读到这里，朋友们可能已经了解了蛋白质的重要性，那么肯定就有人开始琢磨了："我的身体到底缺不缺蛋白质呢？"

其实，常规体检中的一些营养指标，就可以判断我们的身体是否缺乏蛋白质。下面我就给大家解读这些指标。

如果下列指标的数值低于标准范围，您的身体就有可能缺乏蛋白质。

【可以判断蛋白质的相关指标和数据】

- 血尿素氮（BUN）：20.0 ~ 22.0 mg/dL

- 白蛋白（Alb）：4.0 ~ 5.2 g/dL

- GOT（谷草转氨酶，AST）：20 ~ 35 IU/L

- GPT（谷丙转氨酶，ALT）：20 ~ 35 IU/L

- ALP（碱性磷酸酶）：180 ~ 350 U/L（应尽量保持在 200 以上）

不过，有些人即使上述指标的数值都正常，也会存在蛋白质不足的问题。

如果 GOT 的数值比 GPT 多 2 IU/L 以上的话，就可能是缺乏维生素 B_6。因为 GOT 和 GPT 在发挥作用的时候，需要维生素 B_6 进行辅助。GOT 和 GPT 是酶，而辅助它们的就叫作"辅酶"。

缺乏维生素 B_6 的时候，通过复合维生素补剂难以补充足够的维生素 B_6，因此还需要服用单独的维生素 B_6 补剂才行。

另外，在脱水、消化道出血、肾功能低下等情况下，BUN 会升高，白蛋白也会在脱水的情况下升高。GOT、GPT、γ-GTP（γ- 谷氨酰转肽酶）会在肝胆发生病变时升高。

每种指标的升降都有自己的原因，因此对于检查结果我们需要进行综合的判断。不能因为个别数值的超标，就下定论。这些指标只是参考，具体情况需要专业的医生进行判读。

人体需要多少蛋白质？

一个人一天摄入多少蛋白质才能满足身体的需要呢？

　　我的回答是"因人而异"。有关人体营养的问题，都可以用"因人而异"来回答。前面也讲过，拿某一种营养素来说，也许一个人每天摄入"1"就够了，但有的人可能需要摄入"100"甚至"1000"才够。另外，即使是同一个人，在不同的健康状况、身体状态下，所需要的营养物质的种类和量，也会有很大的差异。

　　因此，下面我所列出的蛋白质的标准量，大家只能作为一个参考。在日常生活中，一定要根据自己的身体状况、运动习惯、减脂方法来调整蛋白质的摄入量。总而言之，找到适合自己身体的量，才是最重要的。

　　关于蛋白质的标准摄入量，我用"蛋白质评分"来表示。

　　"蛋白质评分"是"联合国粮食及农业组织（FAO）"的蛋白质必需量委员会于 1955 年制定的（于 1957 年发布）。

　　［参考：Protein Requirements Report of the FAO Committee（1957），FAO Nutritional Studies No.16］

　　另一方面，现在世界上有关蛋白质摄入量的标准，主流的是采用"氨基酸评分"。"氨基酸评分"是 FAO 与 WHO 共同成立的一个专门委员会于 1973 年发布的一个标准。但是，"氨基酸评分"是经过"各种权衡"的一套标准，存在很多不现实的地方。

　　举例来说，在氨基酸评分中，大豆的评分是 100，对植物性蛋白质的评价明显过高。因此可以判断，这套标准整体上缺乏可信性。大豆所含的植物性蛋白质，绝不值得给它评满分。

　　再有，氨基酸评分在发布之后，还经历了多次的修正，让它变得更加复杂、奇怪。

　　这个氨基酸评分的原型是"未经各种权衡"的蛋白质评分。

　　如果按照氨基酸评分，那么现在各种食品包装上所显示的蛋白质的量都要高于食物实际含有的蛋白质的量。反过来说，要按照蛋白质评分来显示食品中蛋白质的含量的话，就会比较严格一些，也就是显示的蛋白质的含量会低一些。

　　下面的表格显示的是，要摄取 10 g 蛋白质，各种食物要摄入的重量。

要获得 10 g 蛋白质，需要摄入的食物重量

▼

　　举个例子，要想从牛肉中获取 100 g 蛋白质的话，就得吃 650 g 牛肉。

肉类	
牛肉	65 g
猪肉	83 g
鸡肉	55 g
羊肉	68 g
蛋类	
鸡蛋	79 g（1.5 个）
其他	
奶酪	50 g
牛奶	470 g
沙丁鱼	63 g
鲑鱼	58 g
秋刀鱼	52 g
竹荚鱼	56 g
旗鱼	48 g
虾	86 g
鳕鱼子	60 g

千万不要轻视蛋白质！

很多医生或营养师在给患者进行饮食指导时，常会说下面两句话：

- 要以食品标签上显示的蛋白质的量作为标准
- 多吃豆制品和鱼类，可以补充足够的蛋白质

可是，按照这样的指导吃东西的话，实际上会让缺乏蛋白质的情况越来越严重。日本有太多人以为自己摄入了足量的蛋白质，可他们依然缺乏蛋白质。

现代人身上经常发生的慢性疲劳、头痛、精神不稳定等难以找到原因的"谜之不健康的状况"，大多数是因为缺乏蛋白质造成的。

我们不但要让身体里储存足够的蛋白质，而且每天得摄入足量的蛋白质。

不同情况下所需的蛋白质的量

不同人所需的蛋白质的量不同，接下来我将人分为四大类，分别介绍各种类型的人每日所需的蛋白质的量。大家可以作为参考。

（1）缺乏蛋白质的人

（2）运动量大的人

（3）不缺乏蛋白质，但不运动的人

（4）有病在身的人

接下来，我就按顺序逐一地介绍。

 （1）缺乏蛋白质的人

本身就缺乏蛋白质的朋友，每天所需的蛋白质量（g）应该为：体重（千克数）×2到体重（千克数）×3。（以体重60 kg的人为例，一天所需的蛋白质应该为60的2~3倍，即120~180 g。）

※ 体重按照"自己理想的体重（建议 BMI 为 20~22）"来计算。

每天没有吃掉足够的肉、蛋，又不通过乳清蛋白产品补充蛋白质的人，都可以把自己归类为"缺乏蛋白质的人"。您凸起的小肚子，就是内脏脂肪堆积的结果，也是您长期糖质摄入过量，而蛋白质摄入不足的证据。我们有必要通过改变饮食结构来改善这种不健康的状况。

根据第162页的一览表，吃65 g牛肉可以摄取10 g蛋白质。如果只靠牛肉来获取120~180 g的蛋白质，则要吃780~1170 g牛肉。前面介绍过，现在我一顿饭可以吃这么多的牛肉，但对大多数朋友来说，吃下这么多牛肉还是不太现实的。

特别是长期缺乏蛋白质的朋友，肠胃的消化、吸收能力已经比较低下，如果一下子吃这么多肉，不但消化不了，还会引起腹胀、呕吐等肠胃不适。我们肠胃中的消化酶也是由蛋白质构成的，蛋白质不足的话，消化酶也会缺乏，因此这时的消化、吸收能力也不允许我们一下子吃太多食物。

这种情况下，不要勉强自己吃太多的肉、蛋，吃到自己能消化的程度即可。但摄入这种程度的蛋白质肯定是不够的，不足的部位就用乳清蛋白来补充。人体对乳清蛋白的消化吸收不像对肉类、蛋类的消化吸收那么费劲，这也是它的一大优势。

不过，我也遇到过肠胃对乳清蛋白不耐受的患者，在实际接诊过程中我就遇到过几例。对于这样的朋友，我会让他们减少每次摄入乳清蛋白的量。比如，乳清蛋白1次的规定摄入量（产品说明书中表明的摄入量）大约相当于20 g蛋白质，我会建议患者不要1次吃这么多，一开始1次只吃相当于5 g蛋白质的量即可，待肠胃适应后再逐渐地加量。

我有一位患者的BMI还不到18.5，是我遇到的缺乏蛋白质的最严重病例，我就建议他每天吃2~3次乳清蛋白，每次相当于5 g蛋白质的量。

按这个剂量连续吃2~3个月，才会逐渐过渡到产品说明书规定的正常剂量（1次相当于20 g蛋白质的量）。

顺便说一下，计算身体所需的蛋白质是以"体重"为基准的，但这个体重有两种选择方式，一是"现在的体重"，二是"理想的体重"。

我推荐使用"理想的体重"作为计算标准。而"理想的体重"的设定，可以根据BMI在20~22的范围内进行计算。

（2）运动量大的人

平时运动量较大的朋友，每天所需的蛋白质量（g）应该为：体重（千克数）×2 到体重（千克数）×3。

※ 体重按照"自己理想的体重（建议 BMI 为 20~22）"计算。

平时坚持进行力量训练和有氧锻炼的人，每天也需要补充大量的蛋白质。因为锻炼肌肉之后，身体就需要对肌肉进行修复，而修复肌肉是需要蛋白质的。因此，经常锻炼的人每天所需要补充的蛋白质和"蛋白质不足的人"相同。

（3）不缺乏蛋白质，但不运动的人

身体不缺乏蛋白质，但平时也不怎么运动的朋友，每天所需的蛋白质量（g）应该为：体重（千克数）×1。

※ 体重按照"自己理想的体重（建议 BMI 为 20~22）"计算。

※ 没有闭经的女性，每天所需蛋白质量（g）的最低限度为：体重（千克数）×1.3。

举例来说，一个体重为 60 kg 的人，身体不缺乏蛋白质，但平时不怎么运动的话，那他每天需要补充的蛋白质为 60×1=60（g）。

到这个阶段，饮食可以切换为高脂肪饮食。如果人体不缺乏蛋白

质的话，那么采用高脂肪饮食，可以让身体的状态更稳定。

（4）有病在身的人

有病在身的朋友，每天所需的蛋白质量（g）应该为：体重（千克数）×2 到体重（千克数）×3。

※ 患有一般常见疾病的朋友，有关营养的问题首先应该向医生咨询。

※ 因肾功能障碍，正在透析或处在透析边缘的患者，有关营养问题必须向医生咨询。

※ 体重按照"自己理想的体重（建议 BMI 为 20~22）"计算。

疾病有很多种，患有不同疾病的患者，每天所需补充的蛋白质的量，也有所不同。

因肾功能障碍，正在透析或处在透析边缘的患者，通过食物摄取蛋白质的同时，也会摄入磷。

磷是人体必需的一种矿物质，但如果人体内磷过多的话，就会给健康带来不良影响。即使通过人工透析，以现有的医学技术也很难将体内多余的磷完全除掉，必须增加透析的时间和频率。

因此，肾脏有问题的患者，必须在医生的指导下调整饮食。

另外，患有一般常见疾病的患者，很多情况下蛋白质不足就是病因之一。所以必须补充足量的蛋白质。这种患者每天需要补充的蛋白质克数应该为体重（千克数）的 2~3 倍。

但是我必须强调一下，患病的朋友，还是要在医生的指导下补充营养、治疗疾病。我对我的患者也是这样反复地叮嘱，可还是有些人私自改变饮食内容，结果加重病情，或者带来新的疾病。大家一定要引以为戒！

蛋白质、脂肪性饮食中的"脂肪"指什么？

关于"蛋白质、脂肪性饮食"中的蛋白质，前一小节已经讲得很清楚了，这一小节我们就来讲讲"脂肪"。

我所推荐的脂肪，包括动物性脂肪（肉、鱼中所含脂肪，猪油，牛油，黄油，生奶油等）和植物性脂肪［橄榄油、椰子油、MCT（中链甘油三酯）油、荏籽油、紫苏油、亚麻籽油等］。

有些油脂因为含有较多反式脂肪酸，有危害健康的风险，所以应该尽量避免摄入。比如，人造黄油、起酥油、菜籽油等。

摄取蛋白质时，我们的基本原则是"缺乏蛋白质的人，或者因为运动量大，蛋白质消耗多的人，需要摄入较多蛋白质""而不缺乏蛋白质的人，可以不必大量摄入蛋白质"。总体思路比较简单。

但关于脂肪的摄入，就比蛋白质的摄入原则要复杂一些了。

当我们单纯地摄入脂肪的时候，人是不会发胖的，但是，在胰岛素追加分泌的状态下，过量摄入的脂肪就会转化为身体脂肪。所以，如何摄入脂肪，摄入脂肪的量，必须结合"胰岛素的分泌状态"来综合考量。

反过来说，当我们的身体没有追加分泌胰岛素的时候，吃纯脂肪是不会长胖的。

和脂肪一起吃什么很重要

第一章已经讲过，和脂肪一起吃什么食物，将极大地影响吃下去的脂肪会不会转化成内脏脂肪。接下来我们再复习一下，我将以"脂肪 + ○○"的形式，分三种形式来讲解。

 （1）脂肪 + 大量糖质

（牛肉盖浇饭、咖喱饭、豚骨拉面、蛋糕等）

⇓

追加分泌大量胰岛素

⇓

摄入的脂肪变成身体脂肪

 （2）脂肪 + 适量蛋白质

（黄油烤鸡腿、叉烧肉等）

⇓

最佳分泌胰岛素

（如果本身内脏脂肪多的话，会追加分泌大量胰岛素）

⇩

比单独摄入蛋白质，追加分泌的胰岛素量还要少一些

※ 因为追加分泌的胰岛素量比较少，所以不会造成身体脂肪增加很多

（3）大量脂肪 + 大量蛋白质

（超过 800 g 的黄油煎牛排、加芝士的特大号汉堡包等）

⇩

追加分泌大量胰岛素

⇩

摄入的脂肪变成身体脂肪

※ 多余的蛋白质也会在糖质新生作用下转变为身体脂肪

实施断糖饮食后，平时只吃蛋白质和脂肪性食物，相对地可以减少胰岛素的追加分泌量。但是，如果同时摄入大量蛋白质和大量脂肪，人就会瘦不下来。不仅瘦不下来，还有很大概率会长胖。

经常听一些朋友抱怨："我明明严格地限制糖质摄入了，可为什么还是瘦不下来啊？"这种情况多是因为饮食以"高蛋白质 + 高脂肪"为主造成的。而且，这样的朋友多是 BMI 超过 30，内脏脂肪非常多。这种体形的朋友，即使和别人吃一样的糖质和蛋白质，他们体内分泌的胰岛素也会比别人多。他们已经形成"超容易发胖的体质"了。

也有些食量比较大的朋友会说："我都完全不吃糖质了，那么肉啊、油啊，应该可以随便吃了吧。"

当然，如果敞开吃蛋白质和脂肪，是无法减少内脏脂肪的。如果您已经严格地控制糖质摄入，并采取了蛋白质、脂肪性饮食，而依然没法减重、减脂的话，首先就该检讨一下自己的食量。除了调整饮食结构，总量也要加以控制。

我们通过调整饮食来实现减重、减脂的目标，最终应该达到的饮食比例如下表所示，即适量蛋白质 + 较多脂肪，这种饮食结构可以让身体保持在比较稳定的状态。

> **若以减少内脏脂肪为目的，我推荐的"蛋白质、脂肪性饮食"的比例**
> ● 蛋白质：中等程度
> ● 脂肪：多
> ● 糖质（碳水化合物）：少（最好为零）

如果在减脂过程中有进行力量训练和有氧运动的话，为了修复肌肉，需要较多的蛋白质。因此锻炼的朋友可以适当地增加蛋白质的摄入量。

另外，如果要进行耐力训练的话，最好在运动开始的前半天，或者运动前 2~3 小时，增加脂肪的摄入量。提前摄入的脂肪有助于增强我们在运动中的耐力。

高脂肪饮食的好处

当我们的身体适应高脂肪饮食之后，这样的饮食不仅会使内脏脂肪减少，还会带来其他多种好处。摄入足量的脂肪对身体有什么好处呢？请您往下看。

（1）几乎不会促进胰岛素的分泌，
因此让脂肪细胞不容易变大

在这本书中我反复地讲过，让我们身体里的脂肪细胞增大、内脏脂肪增加的罪魁祸首是胰岛素的大量分泌。而当我们只摄入脂肪的时候，并不会促进胰岛素的追加分泌。也就是说，我们只吃脂肪的话，反而会减少增长内脏脂肪的时间。

另外，大量分泌的胰岛素会给身体带来多种损伤，而为了修复这些损伤，身体是要消耗能量和材料的。而只吃脂肪，可以避免胰岛素的大量分泌，也就省去身体为了修复损伤而付出的能量和材料。

请大家注意，我说摄入纯脂肪"基本上不会促进胰岛素的追加分泌"，并没有说"完全不会促进胰岛素的追加分泌"。因为有一小部分脂肪也会通过糖质新生反应转化为糖原。脂肪转化的这部分血糖，也会促进分泌胰岛素，只是分泌量比较少，并不会达到大幅追加分泌的程度。

 （2）脂肪是优质的能量源

脂肪是优质的能量来源，因此摄入足量的脂肪后，我们不容易感到饥饿。不过，从摄入脂肪，到脂肪转化为能量，需要一定的时间。
不同脂肪食物转化成能量所需时间如下所示：

- MCT 油：摄入后 3~4 小时
- 生奶油等长链脂肪酸：摄入后 5~6 小时

糖质摄入体内后，很短的时间内就可以转化成能量。但脂肪不同，
从摄入到转化为能量需要一定的时间。因此，要以脂肪作为能量源的
话，需要提前摄入，给它一点转化的时间。以脂肪作为能量源的话，
最好的办法是少吃多餐。

早晨，可以在咖啡中加入椰子油或 MCT 油，也可以在红茶中加
入生奶油，用保温杯保存，慢慢饮用。方法很多，您可以寻找适合自
己的方法。

不过，生奶油中含有少量的糖质（100 mL 含糖质 5 g 左右）。所以，
一口气吃掉一袋（200 mL）生奶油的话，会造成胰岛素的追加分泌，
这一点要注意。当我们一次性摄入糖质超过 5 g 的时候，身体就会追
加分泌胰岛素。但是，如果在 2 小时内，摄入的糖质不超过 5 g，就
不会引起胰岛素的追加分泌。

 （3）可以减轻糖质依赖、甜味依赖

摄入较多脂肪后，人就不太想吃糖和甜味的食物。因此，通过摄
入脂肪，可以帮我们摆脱糖质依赖、甜味依赖。其中原因正如前面所讲，
脂肪是优质的能量源，当我们摄入足够的能量后，就不会再对糖质产

生强烈的渴望了。另外，脂肪也会让人产生轻度的依赖，对脂肪产生轻度依赖后，人对糖质的依赖自然会减轻一些。

在我接诊的患者中，有不少人对甜味食物有强烈的依赖性。但通过脂肪饮食治疗，他们基本上都摆脱了对甜味食物的依赖。

🔥（4）防止消耗肌肉

通过摄入脂肪，我们获得充足的能量来源之后，身体内就不会发生消耗肌肉的糖质新生反应。于是，我们就不用担心肌肉会减少了。

那么应该吃什么样的脂肪呢？

有不少朋友不知该如何选择合适的脂肪性食物，会问："脂肪的分类太多，我不知道该吃什么样的脂肪。"其实，您只要把握住以下三个大原则，基本上就不会出问题。

（1）让血液清澈：ω-3脂肪酸

（2）立刻转化为能量：MCT油

（3）缓慢释放能量：动物性脂肪（黄油、生奶油等）

ω-3脂肪酸可以帮我们把黏稠的血液变清澈，让血液流动起来更顺畅。所以，对于喜欢吃肉的人，或者血液已经比较黏稠的人，一定要补充ω-3脂肪酸。其他两类脂肪都是能量来源，摄入那两种脂肪，就可以减少身体对糖质的需求，防止肌肉被分解。

下面我们就按顺序分别介绍三种脂肪。

（1）让血液清澈：ω-3 脂肪酸

人摄入 ω-3 脂肪酸后，最终会在体内转化为 DHA 或 EPA。我们知道，鱼肉中富含 DHA 和 EPA。

另外，橄榄油、亚麻籽油、荏籽油、紫苏油等，进入人体内都可以转化为 DHA 或 EPA。

实际上，荏籽油和紫苏油是一种东西。以前，荏籽油的知名度不高，主要以紫苏油的名字进行销售。一提到紫苏，大家可能会想到紫苏的叶子，但是紫苏的叶子没什么油脂，用来榨油的是紫苏的种子，榨出的油就是紫苏油，也叫荏籽油。但是，像荏籽油、亚麻籽油一类的油脂，不耐高温，所以最好不要加热，用来拌菜比较合适。

另一方面，橄榄油相对比较耐高温，加热也不容易变质，可以用来炒菜。

以肉食为主的人，必须补充 ω-3 脂肪酸！

在摄取脂肪性食物的时候，大家一定要牢记一点，那就是 ω-6 脂肪酸与 ω-3 脂肪酸的比例问题，两者的比例控制不好，会给健康带来意想不到的危害。肉类、色拉油等食物中含有 ω-6 脂肪酸，如

果我们摄入过多 ω-6 脂肪酸，体内就容易发生炎症。

肉类的脂肪中同时含有 ω-3 脂肪酸和 ω-6 脂肪酸，但 ω-6 脂肪酸占绝大多数。因此，以肉食为主的人，要想达到 ω 脂肪酸的平衡，必须额外补充 ω-3 脂肪酸。否则，就会造成体内 ω-6 脂肪酸超量，从而引发炎症、动脉硬化等问题。

ω-3 脂肪酸是一种脆弱的脂肪，非常不耐高温。鱼肉中富含 ω-3 脂肪酸，但如果是烤鱼或晒的鱼干，其中的 ω-3 脂肪酸就几乎被破坏殆尽了。所以，如果想要从鱼肉中获取 ω-3 脂肪酸，最好吃生鱼片（刺身）、煮鱼、蒸鱼等。

 "有益健康的油"也可能是陷阱！

现在市面上常见各种打着"健康"旗号的油类产品，大家一定要提高警惕。举个例子，我们常能在超市中见到"添加 ××× 的健康油"之类的宣传语。

添加的"×××"确实是有益健康的好成分，但是添加量一般都很少。而且，除了那一点有益的成分，其余都是普通的色拉油罢了。而色拉油中含有大量的反式脂肪酸，从整体上看，吃这种油对健康是有负面效果的。就好比，在毒药中加了一点治病的药，结果整体还是有毒的；在泥巴中加了一点水，结果还是泥巴，最多也就变成泥水。

下面这些打着"健康"旗号的市售油脂，其实都只是色拉油的一种，含有大量反式脂肪酸。吃多了容易引发体内炎症，甚至造成动脉硬化等。常见的有菜籽油、大豆油、玉米油、葵花籽油、红花油、葡萄籽油、大米油、棉籽油等。

另外，生奶油也需要加以分辨，如果标签上注明"100% 动物性油脂"，那就不含反式脂肪酸。但如果是植物性奶油，那就是由植物性脂肪加工而成的，含有大量的反式脂肪酸。虽然都叫生奶油，但两者完全是不同的东西，大家一定要注意分辨。

市面上销售的，在工厂里加工好的"成品食品"，比如，奶油蛋糕等，基本上都是用的植物性奶油。大家最好不要买来吃，因为里面含有大量的反式脂肪酸。

 ## 如何选择 ω-3 脂肪酸的补剂？

并不是所有人都喜欢吃鱼，即使喜欢吃鱼的人也不可能每天都吃鱼，那么该如何补充 ω-3 脂肪酸呢？其实可以用"Fish Oil（鱼油）"的营养补剂来替代吃鱼。选择鱼油补剂的时候，一个简单原则就是尽量选 DHA 或 EPA 含量高的。

我现在服用的是 1 个胶囊含有 1000 mg 的鱼油，而其中 80% 是 DHA 或 EPA。我也推荐大家服用同等含量的鱼油补剂。

但日本国内的鱼油制品，有效成分含量都比较低。有条件的朋友可以选择国外的进口产品，即使选择国产产品，也要尽量选鱼油含量高的。

（2）快速转化为能量：MCT 油

MCT 油中的 "MCT" 是 "Medium-chain Triglyceride" 的缩写，中文名是中链甘油三酯，意思是 "中链脂肪酸与甘油组成的甘油三酯"。近年来，MCT 油备受关注，在药妆店也是橱窗里的明星商品。

之前我们讲过 "长链脂肪酸"，EPA 和橄榄油中富含长链脂肪酸。比长链脂肪酸稍微小一点的就是中链脂肪酸。

前面也介绍过，长链脂肪酸要进入细胞的线粒体中，必须借助维生素 C 和肉碱的作用。也就是说，燃烧长链脂肪酸需要维生素 C 和肉碱。

但是 MCT 中的中链脂肪酸不一样，它进入线粒体不需要维生素 C 和肉碱的帮助。因为这个原因，中链脂肪酸是一种 "非常容易燃烧" 的脂肪。

长链脂肪酸进入人体后要转化成能量，需要 5～6 小时。而中链脂肪酸转化成能量只需 3～4 小时。因此，中链脂肪酸转化成能量所需的时间更短，当我们短时间内需要能量的时候，可以摄入中链脂肪酸。

另外，还有一种对身体健康有益的物质叫作 "酮体"。而摄入中链脂肪酸可以迅速地提高我们体内酮体的数量。

这是中链脂肪酸的一个优势。酮体是脂肪代谢的产物，它可以抑制体内的炎症，防止癌细胞的增殖，还具有降低空腹感的作用。

（参考：https://www.nisshin-mct.com/contents/page195.html）

因为中链脂肪酸的这些好作用，所以近年来 MCT 油备受关注。而 MCT 油是从椰子油中只提取中链脂肪酸而制成的，所以 MCT 油几乎 100% 都是中链脂肪酸。

原本椰子油中除了中链脂肪酸，还含有其他成分。基本上来说，椰子油的成分中有 60%~70% 是中链脂肪酸，剩余的几乎全是长链脂肪酸（当然，不同的椰子油产品，其成分比例也会有些许不同）。

由此可见，MCT 油和椰子油相比，成分上的差别主要是椰子油还含有长链脂肪酸。而不管长链脂肪酸还是中链脂肪酸，对健康都有益处。所以选择吃哪种油，要结合自己的保健目的来确定。

下面我就为大家对比一下 MCT 油和椰子油的主要差别。

MCT 油

- 一年任何季节中几乎都是无色透明液体
- 几乎没有气味
- 不容易引起荨麻疹、胃部不适

椰子油

- 与 MCT 油相比，引发荨麻疹、胃部不适的概率要高一些
- 温度低到一定程度会凝固
- 有独特的香气

拿我个人来说，吃椰子油容易引起胃部不适，每天连续吃的话，还会出现荨麻疹。但是，不管椰子油还是 MCT 油，如果一开始就大量地摄入，都会引起胃部不适，甚至腹泻。

所以，建议没有吃过这两种油的朋友，一开始每次以 1 小勺为宜，等习惯后再逐渐地加量。如果服用过程中，出现皮肤问题，只要停止

服用，多半就会自行改善。

低品质的椰子油和 MCT 油，最好敬而远之

选择服用椰子油或 MCT 油，是为了增进我们的健康，但市面上这类商品的质量良莠不齐，大家选购的时候一定要谨慎。

有些油是通过"化学制法"制造出来的，就是添加药剂、添加剂，以及加热等方法进行提取的。这种方法会造成多余物质残留，并破坏原有的营养成分。所以，我建议大家最好不要选择这种低品质的椰子油和 MCT 油。

非"化学制法"加工的椰子油会标明"特级初榨椰子油""高级初榨椰子油"。

但是，我们也不能完全相信这样的标签，也有不少厂家打着"特级初榨""高级初榨"的幌子，来吸引顾客，但他们的产品往往和宣传的相去甚远。基本上，打着这些宣传旗号，但价格很便宜的椰子油，都要小心选购。

不光椰子油产品有以次充好的现象，MCT 油产品也并不全是高品质的。有些 MCT 油的成分中并不都是椰子油，还掺杂了棕榈油。大家在选购 MCT 油的时候一定要仔细地阅读商品标签，只有原材料是"100% 椰子油"的 MCT 油产品才值得购买。

如果产品上还有国家认证的"有机""绿色"等标签，大可放心购买。但也不得不防备黑心商家，有些商品虽有"有机""绿色"等

标签，但并不是国家认证的，大家一定要看清楚。

（3）缓慢释放能量：动物性脂肪 （黄油、生奶油等）

动物性脂肪富含"长链脂肪酸"。因此，摄入动物性脂肪后，会在 5～6 小时后才能转化为身体的能量。

当我们摄入脂肪之后，在它转化为能量之前，空腹感会持续一段时间。这个时候，如果摄入糖质或大量蛋白质，就容易让我们发胖，所以一定要忍住。为了对付这段时间的空腹感，可以适当地喝些水，或者用散步来分散注意力。如果短时间内需要能量的话，可以在摄入动物脂肪的同时，摄入一些 MCT 油。

黄油基本上全是脂肪，不含糖质。

生奶油含有少许糖质（100 mL 中含糖质 3 g 左右）。另外，还有一种动物性脂肪食物介于黄油和生奶油之间，叫作"凝脂奶油"。凝脂奶油无论外观还是口味，都刚好介于黄油和生奶油之间。在一些高级超市，会有凝脂奶油销售。

牛油，也基本上 100% 含脂肪。近年来，一种全新的减肥饮食方式——"牛油减肥"备受关注。牛油的基本烹调方法是烧烤。

我们常见的牛油是"块状"的，但也有像沙拉酱一样黏稠液体状的牛油，一般装在容器中销售。这种黏稠液体状的牛油几乎没有气味，也可以作为保湿剂使用，涂抹在皮肤上有很好的保湿效果。对于使用牛油为皮肤保湿，不少朋友可能难以接受。但实际上，牛油作为保湿剂比从矿物中提取的保湿剂更加不容易引起皮肤过敏，而且更容易渗入皮肤。婴幼儿或老年人都可以安心地把牛油作为皮肤保湿剂来使用。

每天摄入多少脂肪才算适量？

前面讲了每日蛋白质的摄取标准，因为可以量化，所以非常清晰易懂。但是，关于每日的脂肪摄取量，目前医学界和保健界还没有一个明确的标准。

因此，关于脂肪的摄取量，需要大家自己去摸索。一开始可以少量地摄入，然后观察自己的身体反应，同时记录每天体重的增减，然后找到最适合自己的脂肪摄入量。

另外，在摄取脂肪之前，还要综合地考虑蛋白质的摄入量。如果当前正在采取高蛋白饮食［每日蛋白质摄取克数：体重（千克数）×2 到体重（千克数）×3 之间］的话，那么就不应该同时摄取大量脂肪。即使完全不摄入糖质，但同时摄取高蛋白和高脂肪，也会使人发胖。如果您当前摄入的蛋白质适中［每日蛋白质摄取克数：体重（千克数）×1］，那么，会出现能量不足的情况，此时可以吃高脂肪食物。

不管哪种情况，最好都应该限制糖质的摄入。如果在高糖饮食的基础上再摄入脂肪的话，那么在胰岛素的作用下，人体内的脂肪就会不断地增加。所以，高脂肪饮食的基础是断糖。

再有，在采取高脂肪饮食的时候，一定要通过营养补剂补充足量的维生素。关于这一点，我会在后面的章节中详细地讲解。

蛋白质、脂肪性饮食　一目了然

▼

蛋白质

以肉、蛋、蛋白粉为主

牛肉、猪肉、鸡肉都可以

鸡蛋是完全营养食物

 鱼作为补充

蛋白粉可以选择乳清蛋白
不要含添加剂

1 天的摄入标准为：

（几乎所有日本人都应该采取第 1 种方案）

1. 缺乏蛋白质、运动量 & 有病在身的人
→体重（千克数）×2 g 到体重（千克数）×3 g
2. 不缺乏蛋白质、运动量适中的人
→体重（千克数）×1 g
未闭经的女性
→体重（千克数）×1.3 g
是最低限度

体重按"理想的体重"计算

脂肪

ω-3 脂肪酸、MCT 油、黄油、生奶油

ω-3 脂肪酸
肉食者必须补充 ω-3 脂肪酸

（橄榄油、亚麻籽油、荏籽油、紫苏油等）
最好生食
也可通过补剂进行补充

MCT 油
短时间内可以转化为能量。可以用来对付饥饿感

 建议加入咖啡中饮用

动物性脂肪

黄油、生奶油、牛油等进入体内后可以缓慢地释放能量

如果想通过饮食来减少内脏脂肪，那么在采取蛋白质、脂肪性饮食的时候，最好完全断糖

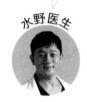
水野医生

通过营养补剂补充
矿物质、维生素
⇩
请参见第 189 页

要想燃烧脂肪，"铁"必不可少！

在实施蛋白质、脂肪性饮食的过程中，还有一些营养素是必须要摄取的。下面我就详细地介绍这些人体必不可少的营养物质。

最重要的，就是铁。在第 4 章中我已经讲过，我们体内如果缺铁的话，内脏脂肪就无法燃烧。在燃烧脂肪、制造能量的过程中，是必须有铁参与的。可是，虽然我们知道铁是对人体非常重要的一种矿物质，但遗憾的是，日本人普遍地缺铁。

尤其是日本闭经前的女性，毫不夸张地说，基本上找不到不缺铁的。即使是男性，如果患有心理疾患或代谢综合征的话，也逃不脱缺铁的厄运。另外，还有一些不孕症患者，经过各种精密仪器的检查都查不出原因，真正的病因大概率也是缺铁。再有，女性在怀孕中以及生产后，体内的铁也会极端地减少，这时缺铁也是造成产后抑郁症和虐待幼儿的一个重要原因。

前面讲过，因为日本特有的一些原因，造成缺铁者数量众多。对缺铁者来说，从食物中获取铁已经不能补足身体所需，必须通过营养补剂进行补贴。

 如何检查自己是否缺铁？

通过采血检查，可以查出人体是否缺铁。

　　现在网上还可以买到检查人体含铁量的简易工具。只要采集一点指尖血，就可以用简易工具测出人体是否缺铁。

　　但是，这种方法说到底只是一种简易检查，不太精准。而且，当人体肝脏功能异常或有炎症的时候，本来就会影响检测铁的准确性。所以，有这种问题的朋友，不建议使用简易工具自己进行检测，还是应该到医院遵照医嘱进行检查。

　　总而言之，简易检查虽然简便，但误差也是比较大的。

　　要想获得准确的铁含量结果，以及其他一些因素的综合检查结果，只有去医院这一个办法。但日本的现状是，可以提供采血检测体内铁含量的医疗机构比较少。即使患者到医院对医生说："请您给我做一下采血检查，看我缺不缺铁。"得到的回答也经常是："不好意思，我们医院不做这项检查。"

　　造成这种状况的原因来自日本禁止"混合诊疗"。所谓"混合诊疗"，是指将医疗保险范围内的诊疗与患者全额负担的自由诊疗混合起来。一般来说，进行医保诊疗的医疗机构，怕出现"混合诊疗"的情况，所以都不接受患者提出的自由诊疗。因为一旦出现"混合诊疗"，医疗机构将面临政府部门的处罚。

　　顺便介绍一下，如果出现"混合诊疗"，患者是不会被处罚的。不了解这些政策、制度的患者，可能会向医疗机构提出自由诊疗的请求。而对医疗机构来说，这可能是个大麻烦，所以一般不会接受患者的请求。

　　而医疗机构的官方网站又不能明确地注明"哪些检查项目可以做，哪些不能做"。所以，如果您想要去做检查的话，最好先致电医疗机构询问清楚，免得白跑一趟。

即使您通过重重难关，进行了采血检查，并拿到了结果，医生给出的判断多半是"您不缺铁"。

背后的理由我之前也讲过，日本对铁的标准值设定得实在太低了。所以，采血检查的结果要给经验丰富且对铁有深刻的理解的医生看才行。

要想知道自己是否缺铁，至少要进行以下几项检查：

- 与铁相关的检查：血清铁、TIBC（总铁结合力）、铁蛋白
- 炎症标准：白细胞数量、CRP（C反应蛋白）
- 肝功能标准：GOT、GPT、γ-GTP、ALP
- 营养状况评价：BUN、Cr（肌酐）、Alb

顺便再介绍一下日本的医保制度，只有当医生怀疑患者可能有相关的疾病的时候，所做的上述检查才会被纳入医保的范畴。如果医生没有怀疑患者患有相关疾病，那么所做的上述检查则不属于医保范畴，需要完全自费。

 关于补铁剂

世界通行的补铁剂——"螯合铁"，在日本却得不到认可。日本国内许可销售的补铁剂都是"血红素铁"。

血红素铁的补铁剂不仅价格高，而且含铁量少。所以，服用这种补铁剂，不仅要花费很多钱，还无法获得足够的铁，性价比实在

太低。

未闭经的女性，大多有严重的缺铁问题，所以服用补铁剂是最好的选择。但是，日本国内销售的血红素铁补铁剂，并不能有效地缓解缺铁症状。我推荐在网上购买国外的螯合铁补铁产品。

每个人的身体状况不同，每天所需摄入的铁量也不同。但一个大体的标准是每天 100 mg。血红素铁补铁剂一天的服用量只含铁 3~10 mg，最多 20 mg。而螯合铁补铁剂一粒胶囊就含铁 18~36 mg。

在服用补铁剂补铁的过程中，一定要定期采血检查体内铁含量。因为补铁之后，体内的血液会增加。对女性来说，会造成月经出血量增加，由于流失了大量血液，有可能会造成缺铁情况的加剧。所以要定期采血检查。

我的女性患者中有人每天服用 300 mg 的补铁剂，同时每天服用少量的止血剂，才能勉强地维持身体所需的铁。

另外，一旦通过补铁出现月经出血量增多的情况，有一个对策是服用口服避孕药，人为停止月经。

燃烧脂肪必需的维生素、矿物质也需要通过补剂进行补充

在采取蛋白质、脂肪性饮食的过程中，有必要通过补剂补充各种维生素和矿物质。因为在燃烧脂肪、制造能量的过程中，维生素和矿物质也是必不可少的营养物质。也可以这样理解，维生素、矿物质补

剂是蛋白质、脂肪性饮食的一部分。特别是想迅速地燃烧脂肪的时候，离不开 B 族维生素和维生素 C、D、E，矿物质镁、锌等。但是，要想通过食物补充足量的上述营养物质，是非常不现实的，所以营养补剂必须纳入我们的考虑范围。

先说维生素 E，维生素 E 的补剂市面上有很多种，其中效果最好的当数天然型"D-α- 生育酚"维生素 E 补剂。

B 族维生素主要有烟酸和维生素 B_6、B_7(生物素)、B_9(叶酸)等。基本上，如果没有特别严重的缺乏 B 族维生素的情况，可以适量地摄入复合维生素或 B 族维生素补剂。但是，如果摄入高脂肪食物会明显地感到不舒服的话，很可能就是体内缺乏维生素 B_2 造成的，需要单独补充维生素 B_2 补剂。

前面讲过，平时以肉食为主的人，必须补充 ω-3 脂肪酸。鱼肉中富含 ω-3，但并不是所有人都习惯每天吃鱼。这样的朋友可以通过服用 EPA、DHA 的营养补剂进行 ω-3 的补充。

应该补充的维生素、矿物质的种类和参考摄取量

▼

B 族维生素	B 族维生素中各种维生素：100~200 mg/d 叶酸：800~1600 mg/d
维生素 C	最低 3000 mg/d 高尿酸血症患者 4000 mg/d
维生素 D	维生素 D_3：5000 IU/d 摄入量超过这个标准，还要同时摄入维生素 K
维生素 E	α - 生育酚：400~800 IU/d 注意出血情况
镁	250~500 mg/d
锌	25~50 mg/d
EPA/DHA	800~1000 mg/d 应避免购买、服用低纯度的补剂 动脉硬化的人群，只补充 EPA：1800 mg/d 注意出血情况

 注意先后顺序！

　　到此为止，我已经为大家介绍了蛋白质、脂肪性饮食应该补充的各种营养物质，这一部分是基础。您如果说想减掉内脏脂肪、让自己变得更健康，就必须把这个基础打牢。好比盖高楼，没有坚实的地基，

建出来的一定是危楼。那么，该如何为我们的身体打好基础呢？先后顺序是重中之重。

先说"限糖"，限糖是一种"饮食减法"，就是减少糖质的摄入。因为如果糖质摄入过多的话，就会给身体带来诸多危害，甚至引发多种疾病。

另一方面，蛋白质、脂肪性饮食，则是一种"饮食加法"。因为限糖饮食法，经常会带来一些负面的影响。

尤其是限糖饮食法普及的初期，很多人在减少糖质的摄入之后，发现身体状况反而不如以前了。于是他们大呼："限糖饮食法是错误的！是危险的！"但实际上，限糖引起身体出现不良状况，是因为基础还没有打牢，就盲目地限糖造成的。

也就是说，很多人长期摄入蛋白质、脂肪的量不足，又每天摄入大量的糖质，由此造成身体缺乏蛋白质、维生素、矿物质。在这种情况下，突然减少糖质的摄入，肯定会出现不良后果。大家想象一下，在原本就是负数的基础上再做减法，结果会怎样呢？只会比原来更差。

而我推荐的蛋白质、脂肪性饮食，就是防止限糖失败的一项对策。首先，我们要把自己的"负数"状态纠正过来。

做"减法"之前，一定要做好"加法"，把这个顺序搞错了，反而会损害我们的健康。

也就是说，**要想彻底"限糖"，必须先把蛋白质、脂肪、维生素、矿物质全都补足之后，才能进行。在营养不足的情况下盲目地限糖，结果肯定会因为能量不足而引发健康问题。**

蛋白质、脂肪、铁等营养物质，缺乏任何一种，人体的新陈代谢就无法正常地运转，从而无法制造出足够的能量来驱动身体。因此，大家一定要牢记：先做"加法"，再做"减法"。

 如何适应"空腹感"？

很多朋友反映，刚开始限糖的那段时间，总感觉"明明吃了饭，肚子里却还是空空的"，也就是常有"空腹感""饥饿感"。

这是限制糖质摄入后，血糖值没有明显的升高所带来的感觉。而且，这种"空腹感"正是我们原本应有的"正常状态"。吃入食物后，我们原本应该感到"满腹感"，可是因为以前摄入太多的糖质，所以我们的"饱腹感"下限提高了很多。现在吃入正常的食物，会感到"没吃饱"，没有"饱腹感"。

为了让我们的"饱腹感"恢复正常，我们怎么做才好呢？我教您两个办法。

第一，吃"纯脂肪性食物"；第二，吃"低糖质的蛋白质食物"。

坚持限糖一段时间之后，空腹感、饥饿感就会慢慢地消失。这也是体内营养逐渐均衡的表现。有些朋友有甜味依赖症，那么，吃"纯脂肪性食物"可以有效地克服甜味依赖症。

而且，很多日本人都存在蛋白质不足的现象，在限糖的初期，一定要摄取充足的蛋白质。

🔥 聊聊"断食"

读到这里，相信大家对蛋白质、脂肪性饮食已经有所了解。但这时，您的头脑中也许会突然地涌现出一个疑问："如果完全不吃，会不会瘦得更快？"

确实，什么食物也不吃，人当然会瘦。要说什么是"最快瘦身法"，那就是只喝水和盐的断食法，会让人以最快的速度瘦下来。

曾经有一段时间，我就经常采取 48 小时断食。结果眼见着身体不断地减轻。有学说认为，通过这种断食减肥，肌肉量并不会减少——"体脂率降到 4% 之前，肌肉都不会分解。"

（参考：https://ameblo.jp/naikaimizuno/entry-12317656979.html）

确实，断食不会让体内肌肉量减少。但是，仅仅是"量没有减少"而已。肌肉的"质"肯定会不断变差。因为没有新肌肉产生，一直使用原有的肌肉，它们当然会逐渐老化。

而且，反复地进行断食减肥的话，构成身体所需的各种营养物质就会处于一种供给不足的状态，因此，身体不会制造新的肌肉来替换旧的肌肉。

也就是说，采取断食瘦身，虽然"肌肉量不会减少"，但另一方面，肌肉、皮肤的"质"会不断地恶化。

可见，如果限制蛋白质摄入的话，人体内的各种组织、器官就会发生老化、劣化。

因此也可以说，在体内蛋白质没有彻底地补足的阶段，断食是一大"禁忌"。这时断食，只会给疾病埋下祸根。

要想通过断食瘦身的话，必须在身体完全不缺乏蛋白质的情况下进行。而且，两次断食的间隔，要在一个月以上。

以上，我为大家介绍了与蛋白质、脂肪性饮食相关的各种营养物质（蛋白质、脂肪、铁、维生素、矿物质），以及科学摄取这些营养物质的注意事项。要减掉内脏脂肪，上述营养物质是必不可少的。

当然，我们身体的正常运转还需要其他很多种营养物质的参与，但我们至少应该保证上述最基本营养物质的足量供给。

进行蛋白质、脂肪性饮食后，身体会发生什么变化呢？

开始实施蛋白质、脂肪性饮食之后，人的体内会发生各种各样的变化。这个变化过程与"糖质摄入过度与胰岛素分泌过度所引发的变化"刚好相反。

也就是说，蛋白质、脂肪性饮食可以预防"因糖质摄入过多而引发的疾病"。

另外，有人如果已经患上了与糖质摄入过度相关的疾病，那么通过蛋白质、脂肪性饮食，可以减缓病情的发展，还极有可能改善病症。因为这些生活习惯病的根源都是糖质摄入过度，现在消除了这个致病根源，病症自然会缓解甚至改善。

下一页我就为大家展示蛋白质、脂肪性饮食可以预防、改善的各种生活习惯病的一览表。

蛋白质、脂肪性饮食可以预防、改善的各种生活习惯病的一览表

▼

"糖质摄入过度和胰岛素分泌过度"的三大风险	肥胖、阿尔茨海默病、癌症
代谢系统	肥胖（内脏脂肪增加）、糖尿病、血脂异常症（高 LDL、低 HDL、高 TG[①]）
血管系统	高血压、冠心病、心肌梗死、脑梗死、肾动脉硬化症
神经系统	失眠、抑郁、恐慌症、阿尔茨海默病、脑血管性痴呆
肿瘤	良性肿瘤（息肉等）、恶性肿瘤（癌症）
消化系统	反流性食管炎、胃炎、非酒精性脂肪性肝病（NAFLD）、非酒精性脂肪性肝炎（NASH）、肝硬化、肝细胞癌
骨、关节	骨质疏松症、变形性关节炎、肩周炎
眼睛、皮肤、毛发	白内障、青光眼、眼底黄斑病变、痤疮、皮肤炎、银屑病、脱发
免疫系统	自身免疫疾患（胶原病等）
生殖系统	不孕症、勃起功能障碍（ED）
全身	老化

---

① TG 即血清甘油三酯。

不同类型的蛋白质、脂肪性饮食

前面我按营养物质的种类，总结了各种饮食方式的利弊。现在我要根据人的个体状态来具体讲蛋白质、脂肪性饮食的分类。

前面多次强调过，人与人之间的个体差异真的非常大。要说 100 个人应该有 100 种不同的饮食方式，一点也不为过。所以，我在这里讲的蛋白质、脂肪性饮食的分类，也只是一个大体的分类。

大家可以把我的分类方式作为一个参考，并在此基础上摸索出适合自己的饮食方式。因为只有您最了解自己的状况，我只能提出一个大体的范围。

患有代谢综合征的人

关于代谢综合征的诊断标准，请参见本书第 16 页。

对于代谢综合征，很多人有一个误解，认为是"体内有营养物质剩余"。但实际上，代谢综合征只是"体内有不需要的物质剩余"。代谢综合征是因为糖质摄入过度，造成胰岛素大量地分泌，从而使身体脂肪，尤其是内脏脂肪暴增的状态。

患有代谢综合征的人，腰围都比较大，尤其是肚子很突出，这就是内脏脂肪暴增造成的。

几乎所有患有代谢综合征的人，每顿饭都摄入了过多的糖质，导

致肚子很撑，但并没有摄入足够的其他必要营养物质。他们虽然肚子突出，但是处于蛋白质、维生素、矿物质极度缺乏的状态。

换句话说，"代谢综合征患者处于营养不良的状态"。

现实中，对代谢综合征患者进行采血检查会发现，他们的 BUN 基本上都低于 20 mg/dL，处于严重缺乏蛋白质的状态。另外，因为他们每天摄入了大量的糖质，为了代谢掉这些糖质，就得消耗大量的维生素和矿物质，因此他们也会严重地缺乏维生素和矿物质。

前面还讲过，缺铁是引起糖质依赖症的重要原因。如果人体缺铁，线粒体就不能正常工作，只有分解糖质的系统在工作，结果导致线粒体只能代谢糖质，而制造能量的效率大幅降低。

因为代谢综合征的患者都处于营养不良的状态，因此，我推荐给这些朋友的蛋白质、脂肪性饮食会优先改善营养不良的问题。

代谢综合征患者开始采取蛋白质、脂肪性饮食的先后顺序，如下表所示。

---

1. 消除蛋白质不足
⇩
2. 消除铁不足（尤其是女性。代谢综合征的男性患者也会存在缺铁问题）
⇩
3. 消除维生素、矿物质不足

对代谢综合征的患者来说，限糖当然是必要的。但前面也讲过，在其他各种营养物质不足的情况下盲目地限糖，肯定会造成不良影响。因为此时患者细胞中线粒体并没有正常工作，只能代谢糖质，对于摄

入的其他营养物质根本无法代谢。

　　只有先改善营养不良的状况，才能逐渐地缓解患者对糖质的依赖。因此，对代谢综合征患者来说，蛋白质、脂肪性饮食的首要作用是帮他们改善营养不良的状况，并消除他们的糖质依赖症。

 处于代谢综合征边缘的人

　　处于代谢综合征边缘的人和已经患上代谢综合征的人，情况非常接近，只是他们消除内脏脂肪要简单一些。当人的BMI不到30的时候，体内脂肪细胞只是体积增大了，数量并没有增加。

　　当改善营养不良的状况后，只要限制糖质的摄入，就可以迅速地减掉内脏脂肪。因此，处于代谢综合征边缘的人，减肥是比较容易成功的。

　　另外，这样的朋友因为还没有患上代谢综合征，所以"还来得及"。

 血脂异常的"瘦子"

　　有些朋友明明是个"瘦子"，但甘油三酯、胆固醇等数值也超标了。

　　前面讲过，体内胆固醇增加，是糖质摄入过量对身体造成的毁损的证据。为了修复这些毁损，我们的肝脏会制造胆固醇，去"救火"。

如果这样的朋友任由营养不良进一步发展的话，那么肝脏连胆固醇也制造不出来了。到时即使进行采血检查，也查不出胆固醇数值的问题。虽然胆固醇数值没有超标，但体内因糖质造成的毁损也处于无法修复的状态。很多常年奉行素食主义的朋友，身体就处于这种状态。

甘油三酯高的瘦人朋友，多半也是糖质摄入过量造成的。

前面讲过糖质让血液中甘油三酯增高的原理。我认识一些苗条的朋友，每天早餐必须吃面包、水果，但他们体检时，常会出现 LDL 胆固醇和甘油三酯数值高的情况。

对于有这种现象的朋友，最根本的对策就是消除"毁损身体"的根源，那就是完全切断糖质的摄入。

但是，这样的朋友和代谢综合征患者一样，肯定也存在营养不良的情况。尤其是很瘦的朋友，多半严重地缺乏蛋白质。他们即使从现在开始大量地补充蛋白质，要补到正常水平也要坚持很长的时间。因为他们的肠胃已经不习惯消化、吸收蛋白质。要改善肠胃功能，让它适应蛋白质，就要花较长的时间。

在这个过程中不能着急，要一点点地增加蛋白质的摄入量，让肠胃逐渐地适应。

当然，也有快速适应的方法，就是利用乳清蛋白。

另外，和代谢综合征患者一样，血脂异常的瘦人在营养不良的状况没有得到改善之前就盲目地断糖，也会给他们带来不良影响。因此，采取蛋白质、脂肪性饮食的先后顺序，也和代谢综合征患者一样，如下表所示。

---

1. 消除蛋白质不足
⇓
2. 消除铁不足（尤其是女性。代谢综合征的男性患者也会存在缺铁问题）
⇓
3. 消除维生素、矿物质不足

在营养不良的状况得到改善之后，再慢慢地、分阶段地实施限糖。对血脂异常的瘦人来说，不管在哪一阶段，都要按部就班地、慢慢地实施。等一个步骤扎实地完成后，再进入下一个步骤，切忌贪功冒进。

每个人的体质不同、所处状态不同，采取的蛋白质、脂肪性饮食在细节上会有较大的差异，但从整体上看，大的营养结构、先后顺序，基本上是相通的。内脏脂肪、胆固醇等多项指标的异常，基本上都可以追溯到同一个根源——糖质摄入过量。糖质摄入过量会给身体带来损伤，并造成营养不良。不管是血脂异常的瘦人，还是代谢综合征的患者，在原因上可以说是一致的。

反言之，对生活习惯病患者，或者有患病风险的人来说，蛋白质、脂肪性饮食的一大特征就是大原则相同，但细节上要根据个人情况进行适当的调整。

感到腹中饥饿时，该怎么办呢？

有过减肥经历的朋友，可能都有过"晚上肚子饿得厉害"的感觉。我在刚开始限糖减脂的时候，就经常感觉肚子饿。

下面我们就来分析"晚上肚子饿"的原因和对策。

（1）血糖值降低，产生空腹感

限制糖质摄入后，肠胃对食物的消化、吸收比较快。比如，蛋白粉，咖啡中加黄油，吃纯的肉、蛋、鱼等，进入我们的肠胃后，很快就会被消化、吸收。因此容易出现空腹感。

（2）因为疲劳造成意志力下降

我们的意志力和肌肉一样，也会疲劳。疲劳的时候，可以通过深呼吸、冥想、轻松的运动来集中注意力，增强意志力。不管什么方法，请大家找到最适合自己的增强意志力的方法。

（3）诱惑因素进入视野，促进多巴胺的分泌

当我们受到美食的刺激时，头脑中就会分泌多巴胺，让我们产生"我想吃！非常想吃！"的冲动。进入便利店，看到货架上琳琅满目的零食时，我们就会产生这样的冲动。

陷入这种"危机"的时候，只要将诱惑因素移出自己的视野，并保持 10 分钟看不见它们，冲动就会自动变淡。因为多巴胺不再继续分泌，我们的大脑便开始淡忘刚才的欲望："咦？刚才我想干什么来着？"

（4）认为"努力之后应该得到奖励"

"今天我为了减肥很努力地控制了饮食，现在稍微吃一点好吃的，应该没问题。"这就是典型的"道德许可"。人的心理有一个有趣的癖好——"做了好事之后，就允许自己做相应的坏事"。当然，我们在努力之后确实应该给自己一些奖励，这有助于我们日后继续努力。但是，努力减肥之后的奖励，最好换成食物以外的东西。

我对糖质还存在依赖的时期，家里会常备一些低糖零食。比如 Chateraise 品牌的小甜点。图中右侧的是减糖 86% 的铜锣烧，左侧是减糖 70% 的香草冰激凌。这种低糖铜锣烧含糖质 3.5 g，低糖香草冰激凌含糖质 5 g。比起普通的甜点来说，它们的含糖量低了不少，也相对健康不少。当时我家的冰箱里常备这两种甜点。

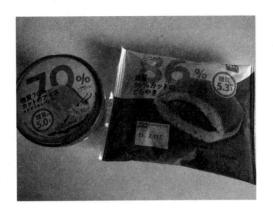

🔥 常备一些"预防食品"

夜晚感到肚子饿，最好的对策就是做好预防。

"突然感觉肚子有点饿"，在这个阶段，就应该吃一些低糖食物，防止饥饿感进一步发展。如果一味地忍耐的话，以后一定会出现"报复性消费"。

在尚未克服糖质依赖阶段的朋友，可以事先准备一些低糖甜点，在感到饥饿的时候用于充饥。虽然这时吃下了一些糖质，但总比饥饿难耐时，报复性地大量摄入糖质要好得多。即使一次性吃两个低糖甜点，也比平时吃普通高糖甜点摄入的糖质要少。

我在限糖之初，尚未克服糖质依赖的时期，冰箱里就常备低糖型甜点。这两种甜点可以通过冷藏或冷冻，保存较长的时间，非常方便。

另外，一些低糖水果也可以在感到饥饿时用来充饥，比如，蓝莓。

蓝莓在超市中几乎一年四季都可以买到。家里经常储存一些蓝莓是不错的选择。大家要注意，很多水果都含有较高的果糖，不宜夜晚食用。

但是，在肚子稍感饥饿的时候，我还是推荐食用适量的肉、蛋或蛋白粉来消除饥饿感。

生理上的欲望很难靠意志力来消除。因此，当我们感到饥饿的时候，可以适量地摄入低糖食物，或者优质的蛋白质，来消除饥饿感。

蛋白质、脂肪性饮食具有"减少"和"燃烧"内脏脂肪的双重功效

蛋白质、脂肪性饮食到底会对我们的内脏脂肪产生什么样的作用？最后让我们来重温一下。

普通的饮食，会让我们增长内脏脂肪。

由此可见，我们以前习以为常的饮食习惯，是最适合"增长内脏脂肪"的饮食习惯。

与此相对，蛋白质、脂肪性饮食则不会让我们增长内脏脂肪。

这是因为这样的饮食结构消除了增长内脏脂肪所必需的要素——胰岛素的大量分泌。

另外，蛋白质、脂肪性饮食还有一个显著特征，就是可以"燃烧"内脏脂肪。人类只要活着，就要消耗能量，而只要内脏脂肪不增加，那么多出来的内脏脂肪就会被燃烧掉，以制造能量来维持我们的生命活动。

普通饮食给身体带来的变化

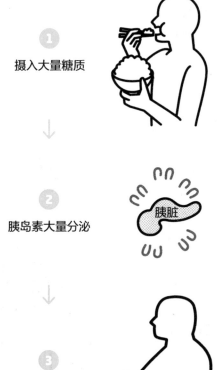

1 摄入大量糖质

↓

2 胰岛素大量分泌

胰脏

↓

3 内脏脂肪增加

内脏脂肪

蛋白质、脂肪性饮食给身体带来的变化

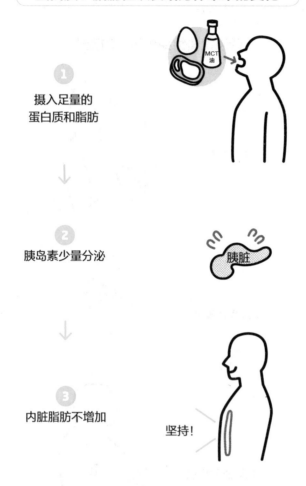

① 摄入足量的
蛋白质和脂肪

② 胰岛素少量分泌

胰脏

③ 内脏脂肪不增加

坚持!

蛋白质

⇩（糖质新生）

血糖

　　在糖质新生的过程中有一个重点就是要消耗能量，如果不摄入糖质的话，那么把蛋白质转换成血糖所需的能量，就来自所燃烧的内

脏脂肪。

也就是说，蛋白质、脂肪性饮食，具有**"不增长内脏脂肪"**+**"燃烧多余的内脏脂肪"**的双重功效。

但有一点要注意的是，"燃烧内脏脂肪"的代谢过程，还要很多营养物质的参与。

读到这里，大家都知道燃烧内脏脂肪的机构是细胞中的线粒体，要想让线粒体高效地运转，需要很多的营养物质。打个比方，燃烧火柴发电的效率，肯定比不上火力发电站的发电效率。

举例来说，燃烧长链脂肪酸需要维生素 C 和肉碱的参与。而让制造能量的回路运转起来，还需要 B 族维生素和镁等物质的参与。而维生素 C 和 B 族维生素是水溶性维生素，要让它们正常地工作，就离不开维生素 E 的作用。

由此可见，只有补足这些营养物质，我们的身体才能高效地燃烧内脏脂肪。

另外，蛋白质、脂肪性饮食中的两种主要营养物质，也各有各的作用。

蛋白质

⇩

修复身体

转化为糖质（糖质新生）

脂肪

⇩

能量源

　　从这两种营养物质的重要作用，我们也能看出蛋白质、脂肪性饮食的好处。

　　而另一方面，糖质只能算暂时的能量源，而且只是"非常时期"的能量源。

　　我们身体里唯一必需摄入糖质的只有红细胞，因为红细胞中没有线粒体。而其他身体细胞中都有线粒体，可以利用糖质以外的营养物质作为能量源。

　　我们身体所需的最低限度的糖质，其实不必非要从食物中摄取，因为糖质新生作用可以把其他营养物质转化为糖质。

　　糖质的过量摄取，会引起糖化作用，而大量分泌的胰岛素可以引起氧化作用。而这两种作用对身体健康都是不利的。所以，限制糖质摄入对身体健康绝对是有好处的。

　　蛋白质、脂肪性饮食是帮我们燃烧内脏脂肪、保持身体健康的"利器"。

　　受内脏脂肪困扰的朋友们，赶快试试蛋白质、脂肪性饮食，来高效率地燃烧内脏脂肪吧！

第 章

消除内脏脂肪的
思维方式

——思维方式改变了，行为也会随之改变

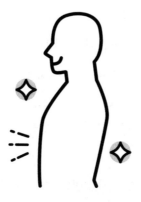

正确的"思维方式"是成功的基础

我会在所有场合告诉我能影响到的朋友，消除内脏脂肪也好，保持身体健康也好，最重要的就是正确的"思维方式"。

前面我给大家讲了很多，比如，"内脏脂肪形成的原理，消除的方法""胰岛素使人发胖的原理"等。但是，这些都属于技术性的问题，它们的重要性都比不过最基本的健康"思维方式"。

我见过太多尝试限糖，但没能坚持到底的朋友。很多"想瘦"的朋友，一听说"限糖可以让人变瘦"，马上便开始实践。一开始也许进展不错，也瘦了几斤，但再往后进行就难逃失败的厄运，能正确坚持下来的人少之又少。

究其原因，就是最基本的健康"思维方式"没有建立起来。

在这里，我就要向大家介绍关于蛋白质、脂肪性饮食的正确"思维方式"。"希望消除内脏脂肪"的朋友，一定要重视正确的"思维方式"的建立。

 思维方式 1 ："不要忍耐"

　　一提到减肥，大家都觉得这应该是一个"忍耐"的过程。忍耐美食的诱惑、忍耐饥饿感的折磨、忍耐锻炼的辛苦……因为我们从小时候起，接受的教育就告诉我们——"忍耐是一种美德"。不管在家里、学校里，还是进入社会后，"要想取得成功都必须忍耐一些事情"。

　　可是我认为，这个"忍耐"正是导致失败的元凶。

　　前面我不止一次地讲过，忍耐必定会引起日后的反弹。即使了解通过限糖消除内脏脂肪的方法，但如果强迫自己限制糖质摄入量，忍耐自己对糖质的渴望，那么日后总有一天会"报复性地消费"，摄入大量的糖质，从而使前面的努力全白费。

　　消除内脏脂肪，并长期维持身体健康，首先要和"忍耐"说再见。

　　在限糖过程中，我们应该在感到饥饿之前，就适度地摄入低糖的食物，以预防来袭的饥饿感，防止到时控制不住自己大量地摄入糖质。此时我们头脑中要想的不是要"控制糖质的摄入"，而是"积极地摄入蛋白质、脂肪性饮食"，以及理想中自己完美的身材。

　　我们不应该压抑自己的欲望，而是要以健康的方式让欲望得到满足。

思维方式2：认同自己的感情

"我还是想吃甜食""今天没忍住，吃了一个冰激凌"……这样的欲望是动物的本能。作为一个正常人，会产生欲望是理所当然的事情。

可是，在那些伦理观念比较强、做事情一板一眼的人看来，自己产生欲望，是一件不可饶恕的事情，因此他们常会否定自己的感情。比如，他们会想："我正在减肥，所以绝对不能允许自己产生吃甜食的欲望。""今天居然没忍住吃了一个冰激凌，自己简直太失败了！不可原谅！"这种自我否定和忍耐一样，日后必会迎来强烈的反弹。过于严厉地自责之后，使自我认同感降低，结果反而容易被囚禁在诱惑之中。在禁不住诱惑之后，又会陷入更深的自责，自我认同感进一步降低……最终进入不断下行的恶性循环之中。

所以，我建议大家不要急于否定自己、强迫自己忍耐，先学会接受、认同自己的感情。"啊，我现在想吃甜食了"，当我们产生某种欲望的时候，先客观地描述给自己听，让自己认识到自己现在的感受。

这样一来，我们逐渐地学会关注自己的感情，在适当的时候还要给自己一定的鼓励，比如，"这次我居然能认识到自己的感受了，真不错！"这样，还能提高自我认同感。

因为认识到并且认同自己的食欲，所以原本认为不好的欲望，反而给了我们一次成功的体验。下次，我们就能在自己产生欲望并无意识地乱吃东西之前，及时地发现自己的欲望。从"发现不了自己无意识的欲望"到"发现它"，就是一个巨大的进步。或者说，"发现"是改变今后行为的契机。

总而言之，请大家不要再否定自己、责怪自己，逐渐地学会认识自己、认同自己。其实，一个人最好的伙伴，正是自己。

 思维方式 3：注意保护自己的意志力

近年来，科学家研究发现，人的意志力和肌肉力量一样，是会疲劳的。

在现实生活中，每天我们都会做数百次选择、决定。每次决定都要消耗意志力。我们每次使用肌肉干体力活后，肌肉都会产生疲劳感，力量也会下降。同样的道理，我们每次做决定之后，意志力也会减弱。如果不进行适当的休息、调整，消耗的意志力在短时间内就难以得到恢复。

只要不使用意志力，意志力就不会减弱。但是，现实中我们会面临各种各样的诱惑，产生各种各样的欲望。与这些诱惑、欲望"做斗争"的时候，就会消耗意志力。

（参考：《意志力》，［美］罗伊·鲍迈斯特著，INTERSHIFT出版）

另外，基本上，只要通过放松就可以让减弱的意志力恢复。最简单的方法就是深呼吸。1 分钟将呼吸次数控制在 12 次以下，并连续做 3 分钟，就可以有效地恢复意志力。除了深呼吸，冥想、泡热水澡，都有恢复意志力的效果。顺便说一句，一边泡热水澡一边看手机是大忌，泡澡的时候放空大脑是最理想的方式。

另外，做运动也是恢复意志力的好方法。慢跑就是最简单易行的一种运动。

还有一种状态也可以帮我们恢复意志力，那就是"痴迷"。当我们痴迷于自己的兴趣爱好，专注地投入自己喜欢的事情中时，心情会特别爽快。相信很多朋友都有过类似的体验。"让人废寝忘食地投身于某件事"，也是恢复意志力的好方法。

思维方式 4：无视诱惑

不消耗自己的意志力而打败诱惑的最好方法，就是"不把诱惑当作诱惑"。古人云："不战而胜"是最上之策。

对于"和我没关系""我不关心"的东西，人是不会消耗意志力去做选择的。

举个例子，面前摆着一份充满糖质的甜点，如果是一个对糖质没有依赖的人，他心里可能会想："甜点……我不太想吃。因为我更喜欢吃肉。"这样的人，就不用消耗自己的意志力来拒绝甜点的诱惑。但如果这是一个对糖质有依赖的人呢？他想拒绝这份甜点的诱惑，是需要消耗很多意志力的。不过，他们也有改变的办法，那就是先改变自己对自己的印象，认为"我不是那么喜欢吃甜食的人"。这样一来，即使看到面前的甜点，也不会把它当作巨大的诱惑，那么拒绝它也就不用消耗太多的意志力。

总而言之，请大家改变自己对自己的印象。时常在头脑中想象"自己想变成的样子（苗条的、健美的形象）"，让这个理想的目标形象不断地在头脑中得到强化，时间长了，自己也就认为自己是一个"不那么喜欢甜食的人"。到那时，面前的甜品，也就不能成为一种诱惑了。自然也就不需要消耗意志力来拒绝它了。

思维方式 5：用健康的欲望盖过
不健康的欲望

我们在产生想吃甜点的欲望之初，不要急于否定自己的欲望，首先应该认同自己的感受。

产生想吃甜点的欲望时，我们难免担心："如果开了这个先河，以后会不会把持不住自己，一发不可收拾？"大家不用担心，我再教您一个不用压抑自己，还能克服欲望的好方法。

不用强迫自己停止思考"我想吃甜点"，而是先认可自己的这个欲望，"现在我想吃甜点，我确实是这么想的"。然后还要继续往长远想，"不过，我想减少自己的内脏脂肪，打造一副健美的身体，所以应该少吃甜点，多吃肉"。

为什么先不要急于把不健康的欲望从头脑中抹去？因为人的头脑

中一旦出现一种想法，就很难将其抹去。这种现象在心理学上还有一个专有的名称，叫作"讽刺进程（ironic process）"理论。

1987年，美国心理学家丹尼尔·韦格纳提出该理论，他认为"人越努力不去想某个事物，这个事物越会深深地扎根在人的头脑中"。韦格纳设计实施过著名的"白熊实验"。实验中，韦格纳让受试者"绝对不要想白熊"，可结果，白熊的形象在受试者的头脑中越来越清晰。

也就是说，我们越是想"我不能吃甜点"，"吃甜点"的念头在我们的头脑中就越挥之不去。

在我们的头脑中，负责设定目标的区域不能识别"否定式"，所以，对于"我不能吃甜点"的指令，这个脑区域会自动消除"不能"，而只记住"吃甜点"。当我们意志力薄弱的时候，我们就难以控制住自己的手，伸向那时刻在头脑中盘旋的甜点。

所以，头脑中一旦产生某种想法，我们没有办法停止思考它，这是我们改变不了的心理现象。所以，我们也不必去否定这个想法，先认同自己的感受。不过，我们能改变的是产生这个想法之后的事情。因为在这个想法之后的想法，我们是可以选择的。

因此，当我们头脑中产生"我想吃甜点"的想法时，先认同自己的感受，然后再选择去想象一个更美好的、更健康的想法——"我想减少自己的内脏脂肪，打造一副健美的身体，所以应该少吃甜点，多吃肉"。也就是说，用一个健康的欲望去覆盖不健康的欲望。

思维方式 6：设立目标

我们经常听到有人说"我不想变胖"，但非常遗憾的是，这种设立目标的方式，最终很难达成。

前面在介绍"讽刺进程"理论中提到过，我们头脑中负责设立目标的区域不能识别"否定式"，所以"不想 ××"的目标是无效的目标，是不可能实现的。

以限糖饮食为例。我们如果把目标设定为"不吃糖质"，那么越是想着不吃糖质，头脑中对糖质的印象就越为深刻，也就越容易勾起我们吃糖质的欲望。所以，在设定限糖目标的时候，我们不会使用"我不吃糖质"的语言，而是说"我要吃蛋白质、脂肪性饮食"。这种肯定的指令，大脑才会去执行。

那么，怎样设定目标才更容易实现呢？首先，目标要尽量具体。其次，一定要给目标加一个期限。比如，**"我要在 × 月 × 日之前，让体重降到 ×kg"**。而且，在朝目标努力的过程中，要不断地在头脑中想象自己降到 ×kg 时的样子。

但是，像"我现在的体重是 ×kg，我要减掉 ×kg"这样的目标，就不容易实现。因为在这个目标中，出现了自己现在的体重，而这个数字会一直萦绕在头脑中，结果现实中的体重也容易保持在这个数字。

除此之外，设定目标时还有几个小技巧：

- 目标要现实

- 期限不能太长

- 要不断地修正计划

不能在头脑中具体地想出"实现时的样子"的目标，是无法实现的。反之，能够具体地想象出"实现时的样子"的目标，才有实现的可能性。

另外，如果把实现目标的期限设定得太长，那在实现目标的过程中，我们就会无意识地去按照这个期限去实施，人是很难努力提前实现目标的。也就是说，期限太长容易激起人的拖延症。所以，我们应该为实现目标设定一个比较短的期限。

而且，很少有人能够严格地按照计划去实现目标。所以，我们要在过程中根据实际情况不断地调整、修正计划。

像"暑假作业式的计划（开学前几天突击写作业）"最不可取。因为暑假比较长，一开始总以为，我今天偷点懒，明天多花点时间补回来。可是，现实经常是今天做不完的事情，明天也不可能做完。所以，一旦制订了计划，就要一步一个脚印，扎扎实实地完成好每一个进度。

顺便说一下，没有完全按计划进行的时候，也不必过于自责。因为我们人类就是不太善于把握未来，做计划时难免出现偏差，我们要承认这个现实。当发现计划与现实有偏差的时候，只要根据实际情况对计划进行修正就可以了。

思维方式 7：反复想象成功的样子

前面提到过，能够具体地想象出来的目标，才有实现的可能性。

而且，想象得越现实，越具体，实现的可能性就越大。而只有一个大体方向的模糊目标，是难以实现的。

要想减掉内脏脂肪，就应该经常在头脑中想象自己减掉内脏脂肪后健美的体形。这种"超现实"的想象，在我们面对诱惑的时候，可以成为我们击败诱惑的有力助手。

另外，想象成功时的样子，还有另外一个作用，那就是可以增强我们对成功的渴望，让行动变得更加坚决。

我推荐大家把目标写在纸上，描绘得越具体越好、越形象越好。并把这张纸随身携带，时不时就拿出来重温一下。这样，每天都去重温自己的目标、计划，想象成功时的景象，会让我们一直有动力做下去。

 思维方式 8：成为彻底的现实主义者

有研究显示，认为"减肥很简单，我肯定能减肥"的人，在现实中反而不容易瘦下来；而认为"我能瘦下来，但减肥的过程肯定不那么简单"的人，现实中容易减肥成功。

很多暂时瘦下来，但后来又出现反弹的人，大多是自信过头，认为"减肥很简单"的人。因为觉得简单，自信满满，所以就不会刻意去躲避诱惑，可是人总有意志力薄弱的时候，到时就会败在诱惑之下。可是，当他们报复性地暴饮暴食之后，依然认为减肥很简单，此时，他们自制力的"刹车"已经坏了。

我所接触的减肥人士中，认为减肥简单的，基本上都出现了反弹。

　　所以，我建议大家在减肥、减脂的过程中，一定要当一个彻底的现实主义者。对于不合心意的事情、不想认可的事情，一定要客观地接受它。把视线从现实移开，是一种逃避，而逃避不能把我们引向最终的目的地。

　　只有在认清现实的基础上，坚持自己的信念，才能取得最后的成功。"我知道减肥不容易，但我也会想尽各种办法让自己瘦下来！"

第 **10** 章

不增加内脏脂肪，同时 对抗新冠病毒的策略

——边提高免疫力，一边减少内脏脂肪！

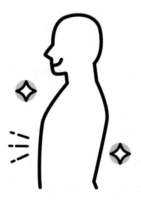

既然不能实现"零感染"，那就提高个人"免疫力"吧

在我执笔编写这本书的过程中，世界发生了一件大事——新型冠状病毒肺炎大流行。对于这种新型冠状病毒肺炎的社会对策、政治对策，我将在其他书中专门论述，在这本书中我只介绍一些"个人防护对策"。

对于新冠肺炎疫情，现在大家熟知的个人防护对策主要有以下三个：

● 勤洗手　● 戴口罩　● 勤漱口

当然，以上三种方法对防止感染都有一定的作用，但也有很多人把以上三点都做到位了，依然感染了这种病毒。就连医生和护士，已经具备专业的防护知识和装备，同样也出现了不少感染病例。

到目前为止，日本就有多位专业医护人员感染了病毒，其中有几

位甚至失去了生命。同样，每年到了流感高发季，社会上呼吁大家做好"勤洗手、戴口罩、勤漱口"的声音也会随之高涨，但结果呢? 流感依然会流行起来。

说得直白一点，不管怎么洗手，我们也不能把接触感染的概率完全降为零。任何人也不可能一年365天、一天24小时穿着像宇航服一样的防护服。

如果做不到这样周密的防护，那么我们总会在不经意间接触到病原体。

我见过每次收到快递就会给包裹拼命喷洒消毒液的人，但实际上，有比消毒更重要的事情要做。

那就是提高自己的"免疫力"。

提高免疫力，也是本书反复强调的关键词之一。我在书中教给大家的消除内脏脂肪的方法，其实也直接有助于免疫力的提高。

（1）高蛋白质、限糖

（2）B族维生素和维生素C、E

（3）维生素D、K

（4）矿物质（锌、镁、硒）

蛋白质是我们身体做自我修复时必需的原材料。我们每天摄入蛋白质的标准量可以参见第183页。维生素、矿物质的每日摄取标准量请参见第189页。

这次有一个新的矿物质登场，那就是硒。关于硒对人体的作用，后面我会详细地讲解。

B 族维生素和维生素 C、E 与人体免疫力的关系

　　我之所以要把 B 族维生素和维生素 C、E 放在一起讲，是因为我们平时需要同时摄入这三类维生素。

　　B 族维生素和维生素 C 是水溶性维生素，只有借助维生素 E 的作用，B 族维生素和维生素 C 才能穿过细胞膜进入人体细胞内。所以，如果维生素 E 不足，B 族维生素和维生素 C 就难以发挥作用。

　　B 族维生素，可以说是帮我们制造能量的一族维生素。如果人体缺乏 B 族维生素，那么包括免疫细胞在内的所有细胞都会因能量不足而缺乏活力。

　　维生素 C 是和人体免疫力直接相关的维生素。维生素 C 可以促进一部分免疫细胞（巨噬细胞、淋巴细胞、自然杀伤细胞等）的增殖和活性化，从而提高人体免疫力。另外我们还知道，当人处于急性病毒感染状态时，体内的维生素 C 会急剧地减少。而维生素 C 具有抗氧化作用，可以预防氧化作用对身体造成的损害。在急性感染状态下维生素 C 的骤减，会让身体免疫力进一步地降低。

　　也就是说，维生素 C 可以预防身体氧化，也可以防止急性感染后向重症转化。

　　实际上，维生素 C 点滴已经在救治新冠肺炎患者的时候广为应用。只是日本媒体没有报道，大家并不知晓而已。

据美国休斯敦新闻网站"Click2Huston"报道，美国国家纪念医疗中心的约瑟夫·巴伦医生曾报告说：

"在使用可的松、高浓度维生素 C 点滴、抗凝药物为患者进行组合治疗之后，可以 100% 挽救新冠肺炎重症患者的生命。在我们医院救治的新冠肺炎患者中，死亡率为零。可见，这种治疗方法无疑是有效的，而且效果好得惊人。"

（参考：https://www.click2houston.com/health/2020/04/17/local-hospital-using-experimental-drug-treatment-in-hopes-of-saving-lives-of-covid-19-patients）

另外，还有实例显示，有一位美国的外科医生感染新冠病毒后，通过维生素 C 点滴，改善了病情。

美国《里士满时报》电子版有一篇报道称："因感染新冠病毒，处于重症肺炎状态的外科医生(弗吉尼亚州里士满的医生杰夫·布朗)，在接受维生素 C 点滴治疗后，病情快速好转，并已治愈出院。"

（参考：https://richmond.com/special-report/coronavirus/a-richmond-doctor-s-dramatic-story-of-covid-19-infection-hospitalization-and-survival/article_750722ad-7918-544d-bc4d-798d456033f6.html）

再有，《洛杉矶时报》也有相关报道：

"常青树医疗中心的集中诊疗室收治了一位新冠肺炎重症患者，该患者已经使用了 ECMO (体外膜氧合器)。但经过高浓度维生素 C 输液治疗后，患者的病情出现了超乎想象的好转。"

（参考：https://www.latimes.com/world-nation/story/2020-

04-13/coworkers-save-coronavirus-doctor）

英国医学杂志《柳叶刀》也刊登过："为挽救新冠肺炎重症患者的生命，考虑使用高浓度维生素 C 点滴治疗。"

（参考：https://www.thelancet.com/action/showPdf?pii=S2213-2600%2820%2930127-2）

想要进行维生素 C 点滴治疗，只能去有资质的医院或医疗机构才行，但口服维生素 C 补剂，在家里自己按说明书服用就行。

维生素 D、K 与人体免疫力的关系

维生素 D 也是和人体免疫力有密切关系的维生素，它可以有效降低我们患感染症的风险。

维生素 D 对呼吸道的感染，有以下作用：

● 不仅能降低细菌感染的风险，还可以降低病毒的生存率和复制速度。

● 某种蛋白质能够诱发肺炎和急性呼吸窘迫综合征，从而引起肺部深层炎症或损伤。但维生素 D 可以减少这种蛋白质。

有研究结果显示，缺乏维生素 D 的新冠病毒感染者，死亡率更高。

● 根据印度尼西亚共和国国立医院的电子诊断记录，对因新冠肺炎入院的患者进行了数据分析，其中生存下来的患者 400 名，死亡患者 380 名。

● 生存下来的患者中，有 93% 的人在入院时血液中维生素 D 的

数值正常。与此相对，死亡病例中仅有 4.2% 的患者在入院时血液中维生素 D 的数值正常。

● 死亡病例中有 95.8% 的患者维生素 D 水平低下（低于 30 ng/mL）或者缺乏维生素 D（低于 20 ng/mL）。

● 新冠病毒引起的血清维生素 D 浓度降低的患者中，处于维生素 D 缺乏（低于 20 ng/mL）状态的患者与维生素 D 正常值患者相比，死亡率高 10.1 倍。

也就是说，维生素 D 不足，会使人在面对新冠病毒的时候，死亡风险急剧地上升。

我们在通过维生素补剂补充维生素 D 的同时，必须一并补充维生素 K。因为摄入维生素 D 会使维生素 K 的消耗量增加，如果不同时补充维生素 K 的话，有可能会导致维生素 K 缺乏症。

 锌与人体免疫力的关系

我们体内有超过 200 种酶的正常工作，都离不开一种矿物质——锌。另外，不管是 DNA 的合成、蛋白质的生产，还是糖质的代谢，也都能见到锌的身影，而且，没有锌就没法完成上述身体活动。

而且，缺锌的话也会造成人体免疫力低下。当缺锌时，我们的身体会出现以下变化，从而导致免疫力下降。

● 缺锌的话，会使胸腺萎缩，而胸腺是促进免疫细胞成熟的组织。（胸腺是位于胸骨后侧的淋巴器官）

● 缺锌的话，会引起 T 细胞（胸腺依赖淋巴细胞）功能异常，T 细胞是一种免疫细胞。

（T 细胞功能异常，就难以识别攻击对象）

除此之外，像树状细胞、肥大细胞等免疫细胞的活动，也与锌有着密不可分的关系。

锌，与人体免疫系统的核心关系紧密，可是它很容易缺乏，以前我们又没对它足够重视。而在新冠肺炎疫情大流行的年代，我们必须要注重补锌了。

在这里我也要强调一点，包括锌在内的所有矿物质，如果补充过度的话会引起中毒反应。并不是补得越多越好，一定要科学地补充。

镁与人体免疫力的关系

我们体内约 700 种的酶，都需要镁的配合才能正常工作。前面就讲过，镁与人体能量代谢有关，所以如果身体缺镁的话，就无法正常制造能量。免疫细胞得不到足够的能量，人体的免疫力自然就会下降。

通过前面的学习，大家已经了解维生素 D 的重要性，但您可能不知道，镁与维生素 D 的工作也有紧密联系。人体吸收维生素 D 和激活维生素 D，都需要镁的参与。

再强调一遍，任何矿物质摄入过度，都有可能引起中毒反应，镁也不例外。所以，大家在补充矿物质的时候，一定要注意量。

硒与人体免疫力的关系

硒，在这本书里是第一次进行详细地介绍，但作为人体必需的矿物质，它对人体的作用相当重要。在大家的印象中，可能对锌和镁之类的矿物质更加熟悉，平时听到、见到的概率要高一点，而硒可能就比较陌生了。下面我就给大家讲讲硒的作用。

硒进入人体后，可以和维生素 C、E 一道，保护我们的身体免受氧化作用的损害。在各种矿物质中，可以说硒的"抗氧化能力"最强。

在重症感染状态下，人体内的氧化作用会进一步地加强，从而对身体造成更加严重的破坏，这时，硒的抗氧化作用也就更加显著。

美国临床营养学会的刊物刊登的论文宣称"硒可能会减弱COVID-19 病毒的致病性"。

硒补充过量，同样会危害健康，希望大家注意。

我推荐的补硒标准量为每天 100 μg。除了符合矿物质补剂，单独的补锌剂也是不错的选择。

提高自身免疫力是对抗新冠病毒的关键

"勤洗手、戴口罩、勤漱口"的对策做得再认真，也不能完全消除感染新冠肺炎的风险。所以，在这个新冠肺炎肆虐的时代，最重要的是提高自身的免疫力。当我们自身的抵抗力得到提高之后，我们就可以降低被感染的风险，即使不幸被感染，也可以降低发展为重症的概率。

飞沫传染（咳嗽、打喷嚏等喷出的飞沫，造成的病毒传染）可以通过戴口罩预防。但接触传染（通过手接触病毒后，再摸自己的口、鼻，造成感染）就很难防御了。

家庭成员中一旦有一人感染，那么家人之间必须进行严格的隔离，相互递取物品也要进行严格的消毒，否则，家庭内的接触传染是不可避免的。但是，在家庭里要想做到上述那样严格的隔离和消毒，是非常不现实的。

在新冠肺炎疫情刚暴发的时候，任何国家、任何医疗机构都没有特别有效的治疗方法。如今，有些国家已经经历了好几轮疫情的攻击，但世界上依然没有出现针对新冠肺炎的"特效药"。

有人认为"只有所有人都感染过病毒，并产生抗体"，大范围的新冠肺炎疫情才能结束。按照这种观点，我们或早或晚都至少要感染一次新冠病毒。感染后能否挺得过去，就看大家的免疫力了。当然，这种观点有一定的片面性，但我们努力提升自身的免疫力绝对是没错的。

通过数据分析，患有糖尿病等生活习惯病的患者感染新冠肺炎的病毒后，发展为重症的比率更高。

正因为处在疫情横行的时代，我认为大家更有必要努力地消除自己的内脏脂肪，提高自身的免疫力，以平安度过危机。

后记

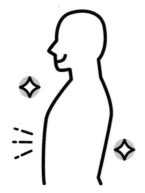

在本书的最后部分，我首先想跟大家说的一句话是"您不必自责，也不用反省"。

越是认真的人，越喜欢做各种各样的自省。读了这本书之后，肯定有朋友会想："啊，我的这个习惯要不得""原来我那样做很不健康""我还以为主食是好的食物"……其实您没有必要这样想，这样想是自我否定，而自我否定并不能激发您"向新生活发起挑战"的勇气和热情。

总而言之，您没有必要自责。

有不少朋友因为年轻，所以"根本没有留意过自己的健康状况"。当您读完这本书，开始关注健康的时候，请先接受以前自己的"粗心大意"，然后放眼未来，只要今后改掉不良习惯就可以了。

我们要认同自己的过去，始终保持较高的自我认同感，这样才敢于向新事物发起挑战。

很多人遇到一点挫折就会停止行动，开始悲观地叹息，甚至心中产生恨意。

我们要用更长远的视角展望未来，虽然眼前遭受一点挫折，但未知的前方肯定存在"希望"。朝哪个方向思考，将极大地影响我们所看到的世界的样子。所以，我希望大家不要局限于这本书的内容，而应该努力地发现自己身上潜在的希望和可能性。我认为这本书给您最好的礼物就是"发现"。而这本书中所提供的信息量，与未知的广阔未来相比，只能算沧海一粟。

我在编写这本书的过程中，全世界暴发了大规模的新冠肺炎疫情。而这次疫情超出了所有人的预期，世界瞬间发生了改变。以前，我们正常生活中的很多事情，如今都会因为"可能造成传染扩大"而被建议暂时停止。而且，今后我们的生活还会发生更多的改变。

本书的一个隐含主题就是希望大家努力地探索未来、深入地理解未来，从而建立自信，并向未知的未来勇敢地发起挑战。

最后，我要向为这本书的出版提供帮助的各位好朋友表示衷心的感谢！

水野雅登

2021 年 5 月

1 NEN DE 14 KG YASETA ISHI GA OSHIERU IGAKUTEKI NI NAIZOSHIBO WO OTOSU HOHO
© MASATO MIZUNO 2021
Originally published in Japan in 2021 by X–Knowledge Co., Ltd.
Chinese (in simplified character only) translation rights arranged with
X–Knowledge Co., Ltd. TOKYO,through g–Agency Co., Ltd, TOKYO.

著作权合同登记号：图字 18–2021–335

图书在版编目（CIP）数据

内脏脂肪退散 /（日）水野雅登著；郭勇译 . --
长沙 : 湖南科学技术出版社，2022.5
ISBN 978-7-5710-1529-9

Ⅰ.①内… Ⅱ.①水… ②郭… Ⅲ.①减肥 – 基本知识
Ⅳ.①R161

中国版本图书馆 CIP 数据核字（2022）第 059886 号

上架建议：畅销 · 健康生活

NEIZANG ZHIFANG TUISAN
内脏脂肪退散

作　　者：［日］水野雅登
译　　者：郭　勇
出 版 人：潘晓山
责任编辑：刘　竞
监　　制：邢越超
策划编辑：李彩萍
特约编辑：李美怡
版权支持：金　哲
营销支持：文刀刀　周　茜
封面设计：潘雪琴
版式设计：梁秋晨
出　　版：湖南科学技术出版社
　　　　　（湖南省长沙市湘雅路276号　邮编：410008）
网　　址：www.hnstp.com
印　　刷：广东省博罗县园洲勤达印务有限公司
经　　销：新华书店
开　　本：875mm × 1270mm　1/16
字　　数：182 千字
印　　张：16
版　　次：2022 年 5 月第 1 版
印　　次：2022 年 5 月第 1 次印刷
书　　号：ISBN 978-7-5710-1529-9
定　　价：58.00 元

若有质量问题，请致电质量监督电话：010-59096394
团购电话：010-59320018